Robby Sacher
unter Mitarbeit von Ulrich Göhmann
und Marc Wuttke

Handbuch KISS KIDDs

Entwicklungsauffälligkeiten im
Säuglings-/Kleinkindalter und bei
Vorschul-/Schulkindern

– Ein manualmedizinischer
Behandlungsansatz

Robby Sacher
unter Mitarbeit von Ulrich Göhmann und Marc Wuttke

Handbuch
KISS KIDD*s*

Entwicklungsauffälligkeiten im
Säuglings-/Kleinkindalter und bei
Vorschul-/Schulkindern

—

Ein manualmedizinischer
Behandlungsansatz

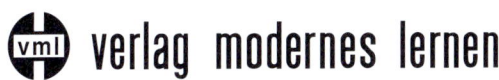

verlag modernes lernen

Kontakt _____

Dr. med. Robby Sacher
FA/Chirotherapie
Freistuhl 3
44137 Dortmund
www.manmed.info

© 2004 by SolArgent Media AG, Division of BORGMANN HOLDING AG, Basel

Veröffentlicht in der Edition:
verlag modernes lernen • Schleefstr. 14 • 44287 Dortmund

4., verbesserte und erweiterte Aufl. 2013

Titelfoto: Maria Kuhlmann, Senden (www.kleinfein.de); Paulina, 8 Jahre

 Bestell-Nr. 1159   ISBN 978-3-8080-0708-2

Inhalt

Vorwort zur 3. Auflage		**9**
Vorwort		**11**
Teil I		**13**
1.	**Prolog**	**15**
2.	**Ein historischer Überblick**	**16**
3.	**Das KISS Konzept**	**18**
	3.1 KISS I Kinder	18
	3.2 KISS II Kinder	23
	3.3 Kombination von KISS I und KISS II	24
	3.4 Vegetative Symptome – Befindlichkeitsstörungen –	27
	3.4.1 „Dreimonatskoliken" und Schreikinder	27
	3.4.2 Ein- und Durchschlafstörungen, Schreien im Schlaf	29
	3.4.3 Haare raufen und Headbanging	30
	3.4.4 Unklare Fieberschübe	30
	3.4.5 Sabbern und Schluckbeschwerden, Spucken	31
	3.5 Symptomvarianz	32
	3.6 Diagnose und Differentialdiagnose	33
4.	**KISS Kinder in verschiedenen Entwicklungsphasen**	**35**
	4.1 KISS Kinder im Säuglingsalter	35
	4.1.1 Die ersten 2-3 Monate	37
	4.1.2 Die halbjährigen KISS Kinder	39
	4.1.3 Der ältere Säugling	39
	4.2 Das Kleinkindalter im 2.-5. Lebensjahr	43
	4.2.1 Die muskuläre Hypotonie	43
	4.2.2 Die Sprachentwicklung (s. Teil II, Kapitel 11.1)	48
	4.2.3 Feinmotorik und Kraftdosierung	50
	4.2.4 Haltungsstörungen	51
	4.2.5 Die Händigkeit	52
	4.2.6 Zusammenfassung	52
5.	**Die Funktionsstörung der (Hals-)Wirbelsäule**	**54**
	5.1 Hintergrund	54

5.2 Der Stellenwert der oberen Halswirbelsäule im
Gesamtsystem 56

6. Bausteine der motorischen Kindesentwicklung ... **58**
6.1 Das Neugeborene – ein Reflexwesen? ... 58
   6.1.1 „Angeborene Fremdreflexe" ... 58
   6.1.2 Bleibende Reflexe ... 61
6.2 Die Spontanmotorik ... 62
6.3 Die „Pflege" ... 64

7. Ursachen und besondere Risikofaktoren bei KISS ... **66**
7.1 Zwangslagen in der Gebärmutter ... 66
7.2 Das Geburtstrauma ... 68
   7.2.1 Die vaginale Entbindung ... 69
   7.2.2 Die Kaiserschnittentbindung ... 70
7.3 Traumen nach der Geburt ... 71

8. Die manualmedizinische Untersuchung und Behandlung ... **72**
8.1 Die Vorgeschichte und Untersuchung ... 72
8.2 Die Röntgenuntersuchung ... 74
8.3 Die Behandlung ... 76
8.4 Nebenwirkungen ... 78
8.5 Alternativen ... 79

9. Die Tage und Wochen nach der Behandlung ... **81**
9.1 Die Reaktionsphase ... 81
9.2 Die Kontrolluntersuchung ... 83
9.3 Krankengymnastik ja – aber welche? ... 83
9.4 Rezidive oder „Rückfall in alte Zeiten" ... 84

10. Häufig gestellte Fragen ... **87**
10.1 Wann verschwindet die Hinterhauptabplattung und
die Gesichtsasymmetrie? ... 87
10.2 In welchem Alter ist die Behandlung von KISS-Kindern
am optimalsten? ... 89
10.3 Was können Eltern selbst tun? ... 89
10.4 Ab wann dürfen Kinder sitzen; welche Bedeutung
besitzt eine Pofaltenasymmetrie? ... 90
10.5 Sind der Maxi cosi, Babywippen und Animationen
schädlich? ... 91

11. Kinder mit neurologischen Auffälligkeiten   92

12 Oma und Opa   94

13. Schlussbemerkungen KISS   95

Teil II   97

1. Prolog   99

2. Das KIDD Konzept   100

3. KIDD in verschiedenen Altersgruppen   103

4. Die Organisation der Wahrnehmung   106

5. Die manualmedizinische Behandlung von Kindern mit sensomotorischen Integrationsstörungen   112

    5.1 Die Fein- und Grobmotorik   112

    5.2 Die Haltung   115

       5.2.1 Funktionsstörungen der Wirbelsäule   116

       5.2.2 Die Fehlstatik   117

       5.2.3 Krankengymnastik und Sport   117

       5.2.4 Kieferorthopädie und Atemübungen   118

    5.3 Die Kontrolle der Wirbelsäulenfunktion unter manualmedizinischen Gesichtspunkten   120

    5.4 Die Tage nach der Behandlung   120

    5.5 Rückfall in alte „Muster"   121

    5.6 Der Stellenwert der Wirbelsäulenfunktionsstörung   122

6. Vertebragene Teilaspekte von Hyperaktivität und Konzentrationsstörungen   124

7. Grundsätze zur Förderung von Kindern   128

8. Kopfschmerzen   133

    8.1 Der Schulkopfschmerz (n. Gutmann)   133

    8.2 Der Blockierungskopfschmerz   135

    8.3 Migräne und Fehlstatik   135

9. Die manualmedizinische Mitbetreuung von Kindern mit neurologischen Störungen   137

10. Kinder – Bindung – Eltern   138

    10.1 primäre Bindungsstörungen   138

10.2 sekundäre Bindungsstörungen   140

11. Zusammenfassung KIDD   142

12. Elternberichte   144

13. Epilog   174

14. Worterklärungen   175

15. Literatur   176

Anhang I   177

- Überblick über die normale und abweichende
  Kleinkind- und Säuglingsentwicklung   179
  - Grenzsteine der Kindesentwicklung – *für Therapeuten*   179
  - Meilensteine der Kindesentwicklung
    – *für Therapeuten* –   179
  - Signalschema der Säuglings- und Kleinkindentwicklung   180
  - Grenzsteine   184
  - Meilensteine   190
- Anamnese-Fragebogen   194
- KISS-Kontrollbogen   197
- Schreibaby-Protokoll   198
- KISS Merkblatt   201
- KIDD Merkblatt   204
- Schrägpult, Technische Beschreibung   206

Anhang II   207

- Babyliegeschalen – Wenn Babys auf Reisen gehen   208
- Reboardsysteme   209
- Sicherheitsregeln für den Gebrauch von Babyschalen
  (Reboardsysteme)   211
- Empfehlungen zum Transport von Säuglingen   212

Anhang III   215

- Trampolinspringen für Kinder – Trainingsgerät
  oder Freizeitbeschäftigung?   216

Vorwort zur 4. Auflage

In der Tat, die Zeit vergeht ... Nachdem der Verlag mir signalisierte, dass in Kürze auch die letzte Auflage unseres Buches ausverkauft sein würde – herzlichen Dank an alle LeserInnen – war schnell klar, das Manuskript auf den neuesten Stand zu bringen. Inzwischen bin ich Großvater geworden – eine ganz neue Herausforderung und Sichtweise ohne die „Verpflichtung" des Erziehen müssens. Den Großmüttern und Großvätern ist ein kleines Kapitel in diesem Buch gewidmet.

Neben Uli Göhmann habe ich nun auch meinen Freund und Kollegen Marc Wuttke für die Mitarbeit an der Neuauflage gewinnen können, Sie werden ganz sicher – wie auch ich – von den Erfahrungen beider profitieren.

Aber nicht nur Biographien ändern sich. Auch fachlich gibt es immer wieder neue Gesichtspunkte, so beispielsweise der Umgang mit dem Trampolin oder die Bedeutung der Bindung. In den nächsten Jahren sind Studien zum Wirksamkeitsnachweis der Manualmedizin im Kindesalter geplant. Wir dürfen gespannt sein. Nochmals herzlichen Dank allen Eltern, die Fotos oder Erfahrungsberichte zur Verfügung stellten, auch ein Erfahrungsschatz wird größer, wenn man ihn teilt.

Vorwort zur 3. Auflage

Ja, die Zeit vergeht wie im Flug, bei manchem Leser hat sich schon neuer Nachwuchs eingestellt und aus den einstigen Klein- und Vorschulkindern sind nun Vorschul- beziehungsweise Schulkinder geworden.

Zahlreiche neue Fragen von Eltern, aber auch Therapeuten gilt es zu beantworten, so dass diese Auflage entsprechend überarbeitet wurde. Das Grundkonzept der KISS KIDDs bleibt dabei natürlich unverändert aktuell.

Ich freue mich, dass mein Freund und Kollege Ulrich Göhmann aus Hannover Zeit gefunden hat, seine kinderorthopädischen Erfahrungen einfließen zu lassen. Aus Übersichtsgründen haben wir jedoch bewusst auf getrennte Kapitel verzichtet.

Vielen Dank auch dem Verlag, welcher der Erweiterung und Überarbeitung des Buches unkompliziert zugestimmt hat.

Neuere neurophysiologische Kenntnisse über die Entwicklung und Differenzierung des frühkindlichen Nervensystems sind ebenso berücksichtigt worden wie viele praktische Erfahrungen, beispielsweise im Umgang mit Schreikindern oder der spezifischen Förderung von Vorschul- und Schulkindern.

Im praktischen Alltag fällt auf, dass die moderne Familie ganz andere Herausforderungen meistern muss als noch vor 15 oder 20 Jahren.

Kindergartenkinder werden zunehmend früher eingeschult, was insbesondere Jungen mit ihrem physiologischen Entwicklungsrückstand gegenüber Mädchen vor besondere Schwierigkeiten stellt. Aber auch die Flut von Informationen im täglichen Leben via Fernsehen, häufigere Umzüge und die erhöhten Anforderungen des Stadtlebens müssen erstmal verkraftet werden.

Selbst für die meisten Eltern ist es nicht ganz leicht auf alte und neue Fragen der Kindeserziehung die passenden Antworten zu finden. Halfen früher noch die Erfahrungen der Großfamilie, sind viele nun auf sich allein gestellt und wer hat schon wirklich den Umgang mit Säuglingen oder richtiges (individuelles) Erziehen gelernt.

Manch' einfache Tipps im Umgang mit KISS- und KIDD Kindern sollen auch mit einem Augenzwinkern die Lust auf und den Spaß in der Familie steigern helfen.

Ich selbst bin (und war) auch nicht ganz gefeit vor Versäumnissen, aber man ist ja lernfähig ... Nachdem mir meine ans Herz gewachsene Schwägerin gehörig den Kopf gewaschen hat, möchte ich mich nachträglich ganz herzlich bei meinen nun schon erwachsenen Kindern für ihr Verständnis ihrem immer wieder beschäftigten Vater gegenüber bedanken. Ganz besonderer Dank gilt aber meiner „besseren Hälfte", die mich immer wieder unterstützte, Umzüge klaglos hinnahm, mich nunmehr ein Vierteljahrhundert erträgt und die Entstehung dieses Buches – nicht nur beim Korrekturlesen – intensiv begleitete.

Dortmund im Frühjahr 2007

Vorwort

Da Einleitungen meist nur „überflogen" werden, zumindest habe ich diesen Fehler allzu oft begangen, soll dieses Vorwort kurz ausfallen. Zum anderen werden einleitende Worte nicht selten nach Vollendung eines Buches geschrieben, bei diesem war das nicht anders.

Das Anliegen dieses Buches ist es, einen Überblick zur KISS und KIDD Problematik zu geben, der insbesondere für Eltern leicht verständlich ist und dessen Lektüre nicht zu viel Zeit in Anspruch nimmt. Für „Profis" sind den einzelnen Kapiteln Abschnitte beigefügt, die unter der Rubrik „Nur für Neugierige" Hintergrundinformationen bereithalten.

Mit der zunehmenden multimedialen Entwicklung (insbesondere Internet) zeichnet sich in Bezug auf KISS einerseits eine wahre Euphorisierungswelle ab, die der durchaus kritischen Betrachtung der Möglichkeiten und Grenzen der Manuellen Medizin eher abträglich ist. Natürlich sind mir die Elternberichte über die prompten und durchgreifenden Erfolge durch die Handgriffbehandlung bei Kindern und Säuglingen wichtig. Sie allein könnten ein ganzes Buch füllen. Genauso finden sich jedoch auch Erfahrungen, wonach die manualmedizinische Behandlung allein nicht ausreichend oder anhaltend zum gewünschten Ergebnis führte oder sich eigentlich nicht viel tat. Die Manualmedizin ist keine „Wundermedizin" und wer hier Wunder erwartet wird meist schnell enttäuscht sein. Begreift man das KISS und KIDD Konzept jedoch als Bestandteil einer übergreifenden interdisziplinären Behandlungsaufgabe wird man überrascht sein von den Möglichkeiten, die sich bieten.

Auf der anderen Seite stehen viele Kinderärzte den Methoden der Manualmedizin noch sehr zurückhaltend oder skeptisch, zum Teil auch ablehnend gegenüber. Gründe dafür gibt es viele. Immerhin liegen die Zeiten in denen Assistenzärzte für Orthopädie heimlich die Ausbildungskurse für Chirotherapie besuchten (und das dann hinter dem Rücken des Chefs) noch nicht so lange zurück. In den letzten 15 Jahren hat sich da schon einiges getan und die ehemaligen Ausbildungsassistenten sind jetzt selbst Ober- oder Chefärzte. Daher hat fast jede größere orthopädische Klinik eine eigene manualmedizinische Abteilung und die meisten niedergelassenen Orthopäden besitzen die Zusatzbezeichnung Chirotherapie. Für die Kinderheilkunde wird diese Entwicklung sicher ebenso lange dauern.

Darüber hinaus bin ich fest überzeugt, dass in den nächsten Jahren größere Studien die positiven Effekte der Handgriffbehandlung bei Kindern belegen werden.

Nicht zuletzt möchte ich mich noch bei den vielen Helfern bedanken, die mit wertvollen Hinweisen und kritischen Anmerkungen die Entstehung des Buches begleiteten. Besten Dank auch den zahlreichen Eltern, die Fotos oder Berichte zur Verfügung stellten.

Einen ganz besonderen Anteil hat natürlich mein Lehrer Dr. Heiner Biedermann, der mir mit viel Geduld und Voraussicht eine ganz neue Dimension der Manuellen Medizin eröffnete.

Ebenso verbunden bin ich den Arzthelferinnen in meiner Praxis ohne deren fachliches und persönliches Engagement eine erfolgreiche Praxisarbeit unmöglich wäre.

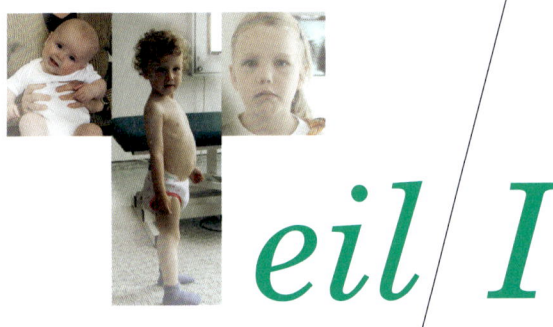

Teil I

1. Prolog

Peter kam mit 2 Wochen „Verspätung" zur Welt. Dabei war die Geburt alles andere als leicht. Erst steckte der Junge irgendwo im Geburtskanal fest, dann musste auch noch jemand von oben auf den Bauch von Kerstin, seiner Mutter, drücken – besser gesagt pressen.

Dass Peterle, wie ihn seine Eltern liebevoll nannten, nicht ganz gerade im Bettchen lag interessierte eigentlich niemanden. Ganz anders war es dagegen mit dem Hinterkopf. Der hatte sich in den letzten 13 Wochen derart rechtsseitig abgeplattet, dass es sogar seiner Oma auffiel. Diese wiederum begann sogleich zu beanstanden, das Kind würde nicht richtig gelagert werden und schaue ja nur nach rechts und man müsse das so und so machen. Aber Peter schaute trotzdem nur nach rechts und der Hinterkopf blieb platt. Überhaupt sah man gleich, dass rechts seine „Schokoladenseite" ist.

Die Dreimonatskoliken hatten sich zum Glück schon etwas gelegt, so kam Kerstin wenigstens ab und an zu etwas Schlaf. Die Kathrin von Beyers schrie immerhin fünf Monate lang wie am Spieß, nur gut, dass wir uns damals nicht beschwerten, dachte Kerstin.

Erst die PEKiP-Leiterin bemerkte, dass Peter in der Bauchlage immer noch die linke Hand faustete und sich nicht richtig aufstützte. Kein Wunder, die Bauchlage war sowieso nicht seine Stärke. Außerdem schien das linke Auge irgendwie kleiner zu sein als das rechte. Auch überstreckte er sich noch gelegentlich. So fragte sie Kerstin: „Hast du schon mal was von KISS gehört?"

2. Ein historischer Überblick

Die Handgriffbehandlung von Kindern lässt sich nicht exakt zurückverfolgen, sicherlich gab es Heilkundige, die schon vor langer Zeit hier und dort „Hand anlegten". Immerhin ist bekannt, dass schon die alten Ägypter Prinzipien der Chirotherapie kannten und praktizierten. Auch Hippokrates lehrte im 5. Jahrhundert vor Christus manuelle Heilmethoden, die damals unter dem Begriff „Rachiotherapie" zusammengefasst wurden. Ähnliche Berichte stammen aus dem antiken Griechenland, von den See-Insulanern des Ägäischen Meeres, von Ureinwohnern Amerikas, später aus dem heutigen Polen und Ungarn.

Die bekannteste neuzeitliche Überlieferung über Haltungsabweichungen bei Kindern und Heranwachsenden stammt von Nicolas Andry. Der Pariser Chirurg machte in seiner „Orthopädie" von 1728 (orthos = gerade; pädeios = das Kind) erstmals auf die Zusammenhänge von Haltungsstörungen und geburtsmechanischen Problemen aufmerksam. Später konzentrierte sich die Medizin darauf, bei „Schiefhalskindern" einen Halsmuskel (Sternokleidomastoideus) zu durchtrennen oder die Kinder wegen ihrer Fehlhaltung in speziellen Vorrichtungen anzuschnallen und einzuspannen.

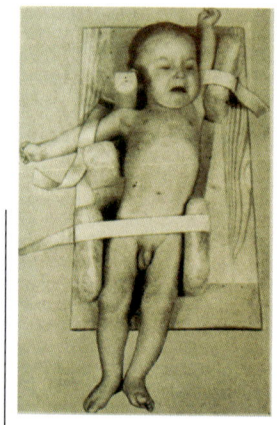

Skoliosebett

Berühmtes Beispiel ist der letzte deutsche Kaiser Wilhelm II. (1859-1941), der infolge einer äußerst schwierigen Geburt aus Steißlage eine Nervenlähmung des linken Armes erlitt und nach der Geburt einen Schiefhals entwickelte. Auch hier wurde eine zweimalige Durchtrennung des Sternokleidomastoideus (seitlich verlaufender Halsmuskel) im Alter von sechs Jahren erforderlich.

Später wurden verschiedene Begriffe für die Fehlhaltung von Säuglingen wie „Säuglingsskoliose", „Schräglagedeformität" aber auch „Siebenersyndrom nach Mau", um nur einige zu erwähnen, verwendet. Zumindest der Orthopäde Mau wies auf über die Haltungsstörung hinausgehende Auffälligkeiten wie Fußdeformitäten und Hüftdysplasien hin.

Die Manualmedizin wurde im Wesentlichen über einen kleinen Umweg auf Wirbelsäulenfunktionsstörungen bei Kleinkindern und Säuglingen aufmerksam. Weil immer wieder Kinder und Jugendliche mit gleichartigen Fehlhaltungen, Störungen der Fein- und Grobmotorik, Kopfschmerzen u.a.m. beim Arzt vorgestellt wurden, ergab sich die Frage, wie lange man eigentlich derartige Auffälligkeiten bei Kindern zurückverfolgen könne.

Zum anderen war interessant, dass sich nach Behandlung der nicht selten gleichzeitig vorliegenden Funktionsstörungen und Verspannungen der Wirbelsäule oft auch die Symptome besserten. Dementsprechend berichtete Gutmann schon in den 1950er und 1960er Jahren über seine Beobachtungen, Befunde und Behandlungsmöglichkeiten im frühen Kindesalter. Da diese jedoch in der medizinischen Welt wenig Beachtung fanden, dauerte es nochmals fast 30 Jahre bis genügend Erfahrung und ausreichende Fallzahlen dem einst noch unscharfen Bild der funktionellen Wirbelsäulenstörungen bei Kindern erkennbare Konturen verliehen. Anfang der 90er Jahre fasste Biedermann seine Erfahrungen in einer Veröffentlichung zum Thema KISS/KIDD zusammen und die obere Halswirbelsäule rückte als Hauptverursacher derartiger Beschwerden ins Rampenlicht. In der Zwischenzeit überschaut unsere Fachgruppe mehr als 100.000 Kinder, die untersucht und behandelt wurden. Auch die wissenschaftlichen Hintergründe der Auswirkungen von funktionellen Störungen des oberen Wirbelsäulenpoles und anderer „Schlüsselregionen" des Bewegungssystems auf die Haltesteuerung des Säuglings konnten erklärt werden. Und dennoch ist nicht alles klar, nicht alle Fragen sind beantwortet.

3. Das KISS-Konzept

Was ist nun eigentlich KISS?

Ausgesprochen steht KISS für Kopfgelenks-Induzierte-SymmetrieStörung. Mit anderen Worten verursacht irgendein Problem im Nacken irgendwelche Probleme beim Kind. Gemeint sind dabei Neugeborene, Säuglinge und Kleinkinder. Doch der Reihe nach: Heute unterscheiden wir zwei Formen – KISS I und KISS II.

3.1 KISS I Kinder

Der Junge aus dem Vorspann ist vielleicht ein KISS I Kind.

Im Falle Peter würden wir typischerweise folgende Merkmale beobachten können: Das Kind liegt häufig in einer krummen Haltung, die meist wie ein „C" aussieht, im Bettchen oder angelehnt bei der Mutter auf dem Schoß.
Da Peter nur nach rechts schaute erwarten wir auch eine so genannte rechtskonvexe „C" Haltung. Der Kopf ist häufig in eine Richtung gedreht und in die andere geneigt. Der Rumpf folgt dabei der Kopfneigung, ebenso das Becken.

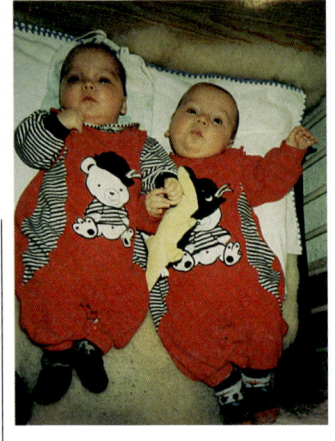

gerader und „schiefer"

– rechtskonvexer Zwilling

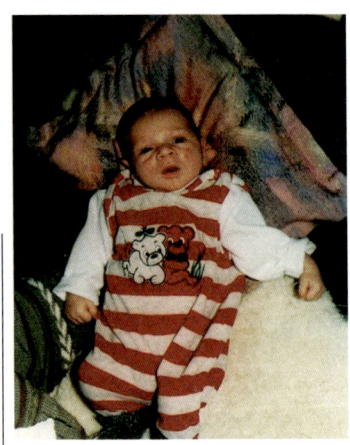

linkskonvexe Haltung

Der Begriff „Konvexität" gibt Auskunft über die Art der Fehlhaltung:

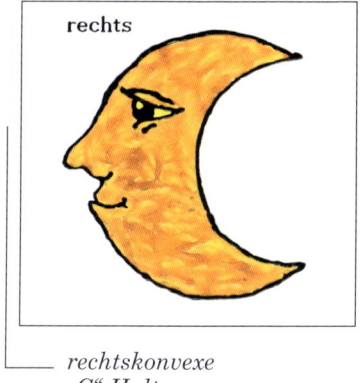

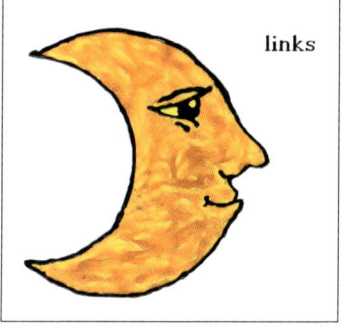

rechtskonvexe „C"-Haltung

linkskonvexe „umgedrehte C"-Haltung

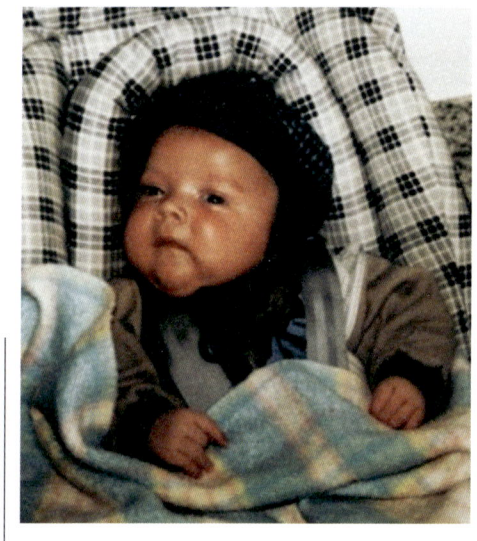

Kopfzwangshaltung nach rechts gedreht und nach links geneigt

Weil KISS I Säuglinge meist in eine Richtung schauen, plattet sich das noch sehr weiche Hinterhaupt mehr oder weniger auf der Seite der Kopfdrehung ab, auch das unten liegende Ohr kann „platt" gelegen werden.

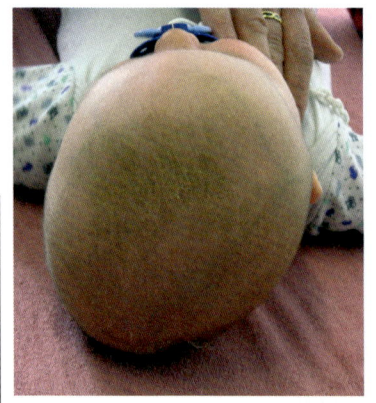

Unser Beispielkind entwickelte eine Hinterhauptabplattung rechts. Das Gesicht zeigt nicht selten eine Ungleichheit beider Gesichtshälften, eine Seite erscheint kleiner als die andere. Peter entwickelte die typische Variante mit kleiner Gesichtshälfte auf der linken Seite – also auf der Neigungsseite des Kopfes.

Hinterhauptabplattung rechts

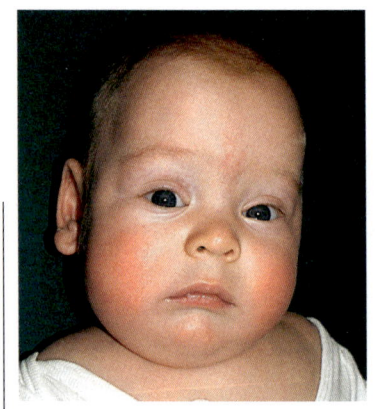

Gesichtsasymmetrie

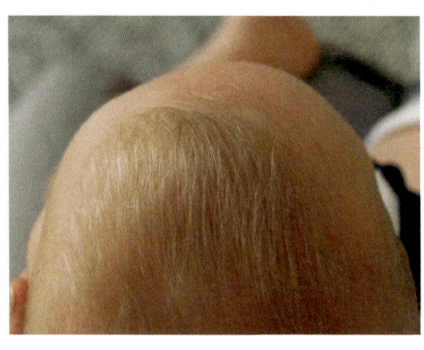

Für Eltern ist es nicht immer ganz leicht die Gesichtsasymmetrie zu erkennen, manchmal lohnt sich dann ein Blick von oben auf die Stirn (Vogelperspektive) oder indirekt über den Spiegel.

Auch kann die Ohrenachse „schief" verlaufen.

„Stirnasymmetrie"

Nicht selten beobachtet man bei Kindern mit ausgeprägter Gesichtsasymmetrie wiederkehrende Bindehautentzündungen eines Auges, in der Regel auf der Seite der kleineren Gesichtshälfte. Grund dafür ist meist eine – an die Gesichtsasymmetrie gebundene – Verengung des Tränen-Nasenweg-Kanals. Dadurch kann die Tränenflüssigkeit nicht ausreichend ablaufen und es kommt immer wieder zu Entzündungen.

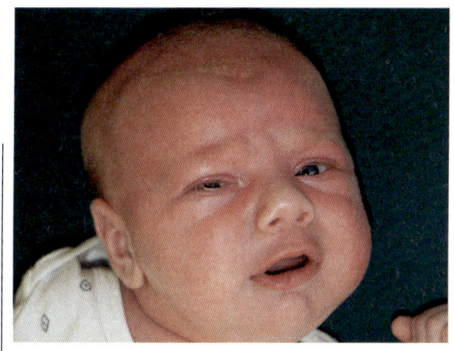

Bindehautentzündung rechts bei linkskonvexem Kind

Je nach Ausprägung der Kopfgelenksblockierung unterscheiden wir eine Vorzugshaltung von einer Zwangshaltung. Bei der Zwangshaltung gelingt es weder dem Kind selbst noch dem Untersucher, die einseitig fixierte Kopfdrehung durch Reize von außen zu verändern, die Folge sind ausgeprägte Hinterkopfabplattungen. Bei der Vorzugshaltung schaut das Kind überwiegend in eine Richtung, kann das Köpfchen jedoch bei entsprechenden Reizen auch zur anderen Seite (wenn auch nicht vollständig) drehen.

Besonders die gestörte Kopfseitneigung in eine Richtung (i.d.R. auf der Seite, in welche die Kinder vermehrt schauen) macht den Babys zu schaffen.

Normalerweise ist der Säugling ab ca. dem dritten Monat in der Lage bei Seitkippung seinen Kopf selbst aktiv gegen die Schwerkraft ausreichend lange seitengleich in die Senkrechte zu heben. Bei KISS I Kindern fehlt diese Kompensationsreaktion des Kopfes auf einer Seite. Manche, in ihrer Grundspannung der Muskulatur eher vermindert vorgespannte, so genannte hypotone Babys, schaffen dies auf beiden Seiten nicht.

Viele Kinder weisen eine „Schokoladenseite" auf, in den Vorsorgeuntersuchungsheften steht dann meist „Vorzugsseite rechts oder links".

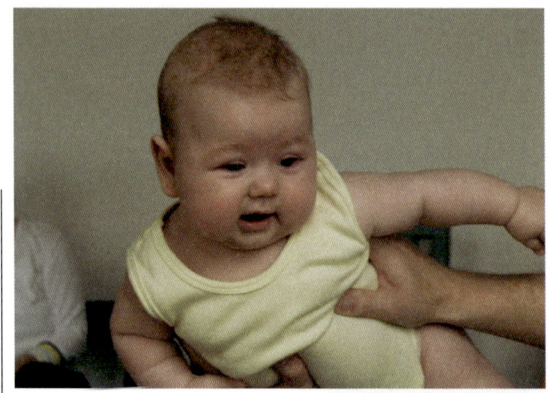

Seitkippung rechts, Kopfseitneige nach links in Ordnung

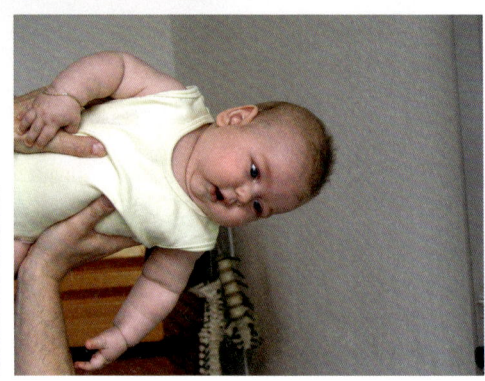

Seitkippung links, Kopfseitneige nach rechts fehlt

Diese befindet sich in der Regel auf der Seite, in die die Kinder schauen. Dafür ist nicht nur der verbesserte Hand-Augen-Kontakt verantwortlich. Bei Peter war dies die rechte Seite. So konnte er mit reichlich drei Monaten die rechte Hand altersgerecht öffnen, die linke war beim Aufstützen in Bauchlage noch geschlossen, eine Physiotherapeutin sprach einst von der „vergessenen Seite". Einige Kinder haben darüber hinaus einseitige Hüftreifungsverzögerungen (weswegen uns auch der Ultraschallbefund der Hüften interessiert). Bei anderen Babys berichten die Eltern über einseitige Auffälligkeiten der Fußstellung wie z. B. Sichelfüßchen – meist handelt es sich dabei aber lediglich um eine Sichelfußhaltung. Der klassische Sichelfuß ist eine Fußdeformität.

Da unsere KISS I Kinder besondere Probleme mit der Kopfdrehung haben, resultieren nicht selten einseitige Stillprobleme. Findige Mütter legen dann ihr Kind „falschherum" an.

3.2 KISS II Kinder

Wenn KISS I Kinder ihre Problematik bei der Kopfdrehung (Rechts- / Links-Ebene) entwickelt haben („C-Haltung"), so fallen KISS II Kinder durch Schwierigkeiten besonders in der Vorn- / Hinten-Ebene auf. Sie überstrecken sich nach hinten und liegen im Bett wie ein überspannter Flitzebogen. Beim Hochnehmen „biegen" sie sich nach hinten durch. Das macht das Tragen auf dem Arm manchmal recht kompliziert und auch anstrengend für die Eltern.

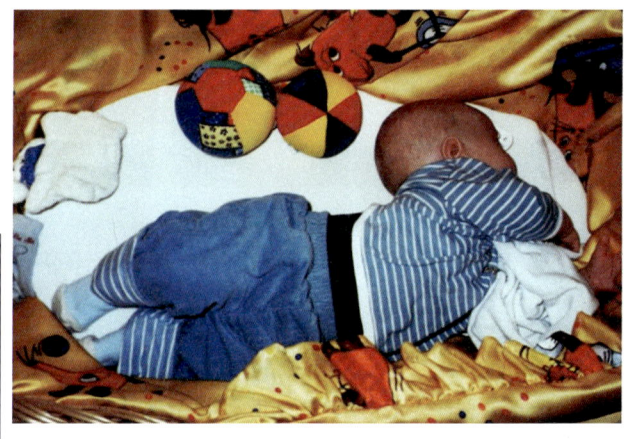

KISS II Kind mit Überstreckung

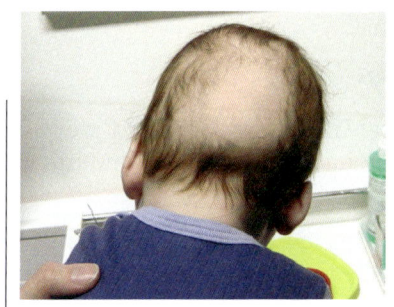

Haarloser „KISS-Fleck"

In den ersten Monaten pressen sie ihren Kopf regelrecht ins Kissen oder die Matratze (Delle !!) und entwickeln so eine mittig gelegene Hinterhauptabplattung. Diese ist meist begleitet von einem haarlosen Fleck, dem sog. KISS-Fleck.

Einige mögen die Bauchlage nicht. – Ja, richtig, auch Peter mochte die Bauchlage nicht. – KISS II Säuglinge sind darüber hinaus nicht selten muskulär hypoton, was im Endeffekt bedeutet, dass ihre Muskelgrundspannung eher niedrig ist. Sie erlangen meist verspätet die Kopfkontrolle (z.B. in Bauchlage ausreichend langes Anheben des Köpfchens – ab ca. 3. Monat) und sind ähnlich wie KISS I Kinder überempfindlich im Nacken.

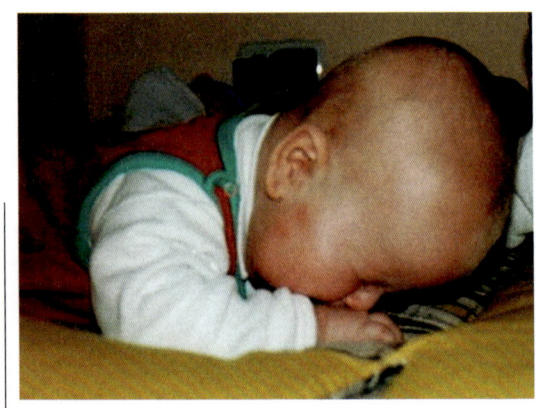

6 Monate junger Säugling mit Bauchlage-intoleranz und fehlendem (Hand-)Stütz

Das macht sich dann beim Mützchen aufsetzen oder Lätzchen umbinden bemerkbar. Weil einige Babys ihre Schultern fast bis an die Ohren hochziehen (reflektorische Schutzfunktion?), haben die Mütter Probleme den Hals ihrer kleinen Schützlinge zu waschen. Stillprobleme können auch bei diesen Säuglingen vorkommen, dann meist auf beiden Seiten.

KISS II Kinder haben gelegentlich Saugprobleme und spucken häufig oder sabbern viel.

Beim Arzt fallen dann Begriffe wie „orofaciale Muskelhypotonie". Das bedeutet nichts anderes als eine leichte Schwäche im Kau-Kiefer-apparat, die meist mit der schon erwähnten muskulären Hypotonie einhergeht.

3.3 Kombination von KISS I und KISS II

Das müsste eigentlich das größte Kapitel in diesem Abschnitt werden, da die meisten Kinder von beidem etwas haben, also eine kombinierte KISS I/II Problematik.

Auch unser Beispielkind Peter überstreckte sich gelegentlich und mochte die Bauchlage nicht. Bei den meisten dieser Babys findet man jedoch eine Hauptkomponente. Bei Peterle war das die Rechtsdrehung des Kopfes mit Rechtskonvexität der Körperhaltung, die Überstreckung war

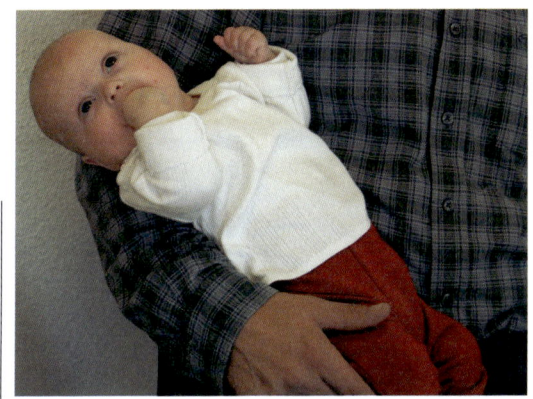

Überstreckung und Rechtsbevorzugung bei einem 4 Monate jungen Säugling

untergeordnet. In solchen Fällen spricht man von einem KISS I rechtskonvex („C"-Haltung) mit Überstreckungskomponente. Im umgekehrten Falle mit überwiegender Überstreckung können die Kinder fast seitengleich in beide Richtungen schauen, bevorzugen aber eine Blickrichtung z. B. nach links. Die Hinterhauptabplattung ist daher nicht ganz in der Mitte zu erwarten sondern leicht linksseitig.

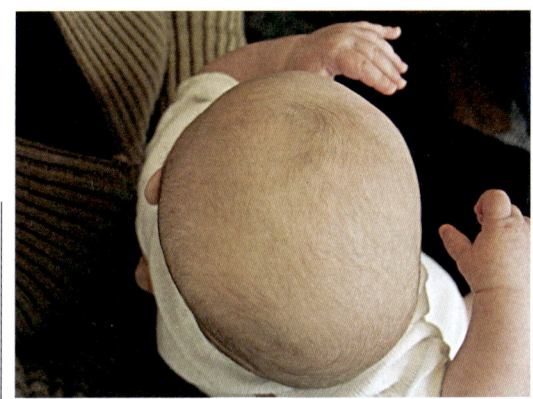

Hinterhauptabplattung mittig und leicht linksseitig

Hier würde man dann gegebenenfalls von einem KISS II mit Linkskonvexität (umgedrehtes „C") sprechen. „Reine" KISS I oder II Babys sind also gar nicht so häufig. Viele der KISS Kinder entwickeln auch

Befindlichkeitsbeschwerden. In der Medizin werden diese unter *vegetativen Symptomen* zusammengefasst.

Manche KISS I oder KISS II Kinder weisen gelegentlich eine vermehrte „Henkelstellung" einer oder beider Hände auf. Grund dafür ist eine verminderte (a)symmetrische Grundspannung der Muskulatur.

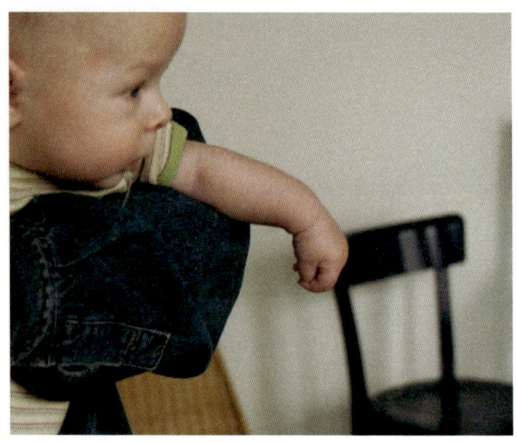

„Henkelstellung" einer Hand

Fallbericht

Jürgen wurde nach 40 Schwangerschaftswochen und 20-stündiger Wehendauer per Saugglocke entbunden. Die Überweisung erfolgte durch den Kinderarzt. Zur Vorstellung kam ein 14 Wochen alter Säugling mit linkskonvexer Haltung. Trotz intensiver Umlagerung und Unterlegen des Kopfes mit selbst gebastelten Sandsäckchen, so die Mutter, hatte sich das linke Hinterhaupt ausgeprägt abgeplattet. Die Untersuchung des Babys brachte dann auch die typischen Befunde für eine KISS I Problematik zu Tage. In Bauchlage konnte der Junge den Kopf nicht ausreichend halten, schaute auch bei Positionswechsel nur nach links, die rechte Hand war noch vermehrt gefaustet und der Nacken war sehr berührungsempfindlich. Krankhafte neurologische Zeichen bestanden nicht. Die manualmedizinische Untersuchung offenbarte eine ausgeprägte Verspannung der Muskulatur am oberen Wirbelsäulenpol, die auch entsprechend dem Röntgenbild vorsichtig gelöst werden konnte.

Wie üblich vereinbarten wir eine Kontrolluntersuchung beim Kinderarzt nach etwa zwei Wochen und schriftlicher Rückmeldung in ca. 1 1/2 Monaten.
Hier gaben die Eltern auch eine rasche Verbesserung der motorischen Entwicklung ihres Nachwuchses an. Schon nach drei Tagen konnte Jürgen nach rechts schauen und lag gerade im Bettchen. Das nächtliche Aufschreien sei gänzlich verschwunden. Wegen der guten Fortschritte des Jungen verzichtete der Kinderarzt auf eine krankengymnastische Behandlung. Im Rahmen der Vorstellung des zwei Jahre älteren Bruders berichteten die Eltern später, dass sich Jürgen prächtig entwickele und mit seinen sechs Monaten nun auch in den Handstütz hochdrücke. Beide Hände werden gleichmäßig benutzt.

3.4 Vegetative Symptome – Befindlichkeitsstörungen

Die folgenden Symptomgruppen sind weder für ein KISS I noch für ein KISS II typisch, insbesondere da ja die meisten Kinder – wie bereits erwähnt – von beiden Komponenten etwas haben. Sie sollen daher gemeinsam abgehandelt werden. Andererseits kann bei hier zugeordneten Kindern die Haltungsauffälligkeit im Hintergrund stehen oder sogar fehlen.
Auch sei nochmals betont, dass diese Auffälligkeiten durch viele andere Erkrankungen hervorgerufen werden können und immer einer qualifizierten ärztlichen Kontrolle bedürfen.

3.4.1 „Dreimonatskoliken" – Schreikinder

Dreimonatskoliken und vermehrtes Schreien sind zwar prinzipiell nicht das Gleiche, doch gehen beide meist Hand in Hand.

Was sich da so harmlos liest, raubt vielen Eltern den Schlaf und lässt sie nicht selten verzweifeln – Schreiattacken.

Sie beginnen meist nachmittags und hören erst spät am Abend oder in der Nacht auf. Beim Lesen dieser Zeilen werden sich manche Eltern wünschen, dass es „nur" so wäre, ihre Schützlinge schreien den ganzen Tag, wollen ständig getragen werden und lassen sich selbst beim Autofahren kaum beruhigen („Geheimtipp" jedes Kinderarztes für hartnäckige Fälle).

So stellt sich die Frage, was ist denn eigentlich normal? Wie oft oder wie lange darf ein Baby schreien, darf ein Baby überhaupt schreien? Schreien ist normal und gibt dem Kind die Möglichkeit auf sich aufmerksam zu machen und auszudrücken, dass ihm oder ihr irgendwas nicht passt. Hunger, volle Windeln, laute Geräusche, hektische Bewegungen u.v.a.m. werden so schnell an den Mann, meist jedoch an die Frau gebracht.

Die meisten Säuglinge haben eine tägliche Schreidauer (wenn man alles zusammenrechnet) von unter drei Stunden. Die Definition Schreikind erfolgt über die „3er-Regel".

Schreien Kinder über drei Stunden am Tag und das über mehr als drei Tage und das wiederum über mindestens drei Wochen, so spricht man von einem Schreikind.

Das Schreien verliert also seine Funktion – oder doch nicht?

Genau dies ist letztlich eine Sorge vieler Eltern – was fehlt meinem Kind, ist es krank, hat es Schmerzen? Letztlich kann dies nur der Kinderarzt klären. Daher sollte jedes Schreikind entsprechend untersucht werden. Diese Untersuchung hat dann wiederum eine Fülle von wichtigen Erkrankungen zu berücksichtigen. Trotz ausführlicher Diagnostik findet sich jedoch bei den meisten Kindern kein krankhafter Befund und die Kinder werden nach Hause oder zur nächsten Schreiambulanz geschickt. Nicht umsonst gilt die Dreimonatskolik in medizinischen Fachkreisen als Mysterium.

> *„Allein zu Haus mit einem schlaflosen Neugeborenen konnte ich so schnell duschen, dass der Spiegel nicht beschlug und meine Kniekehlen trocken blieben"*
>
> Marni JACKSON

Je weniger man den Beschwerden dieser Babys ausgesetzt ist, wird man Eltern raten abzuwarten bis sich die Natur selber hilft. Angesichts schreiender Babys und verzweifelter Eltern ist hier jedoch ein manualmedizinischer Behandlungsansatz gerechtfertigt. Der übergroßen Mehrheit von Schütteltraumen („shaking baby syndrom") gingen Schreiattacken voraus. Infolge Schüttelns der Kinder durch überforderte Eltern werden nicht nur die Hirn versorgenden Blutgefäße verletzt sondern z.T. irreparable Stammhirnschäden gesetzt, woran zahlreiche Babys starben. Die Verbindung zwischen KISS und Schreiproblemen ergab sich eigentlich eher zufällig. Anfangs berichteten die Eltern bei der Kontrolluntersuchung ihres KISS-Kindes ganz nebenbei, dass „übrigens schon wenige Tage nach der Therapie auch die Schreiattacken verschwanden". So zeigte sich im Laufe der Jahre, dass bei entsprechender Vordiagnostik mehr als 60 % dieser Babys durch Manualtherapie geholfen werden konnte. Das bedeutet aber auch, dass etwa ein Drittel dieser Schreikinder nicht oder nicht ausreichend von einer Lösung der (dann begleitenden) Kopfgelenksblockierung profitierten. Die Handgriffbehandlung ist kein Allheilmittel. Neben der „medizinischen Diagnostik" kommt der intensiven Beratung der Eltern besondere Bedeutung zu. Eine Pendelwiege (s. Teil I Kapitel 10.3) macht hier ebenso Sinn wie das von vielen Hebammen empfohlene Pucken (Einwickeltechnik für Babys). Darüber hinaus raten wir den Eltern, selbst gesungene Schlaflieder auf Kassette oder CD aufzunehmen. Das hilft den meist übermüdeten Müttern auch mal zur Ruhe zu kommen bzw. den Vätern/Großeltern beim Aufpassen. Die mütterliche Stimme ist oft ein tolles Beruhigungsmittel für unsere Kleinsten.

Bei KISS Kindern und hier besonders jenen mit Überstreckung bestehen oder bestanden nicht selten vermehrt Schreiprobleme. In den Vorsorgeheften steht dick unterstrichen „Dreimonatskoliken". Umgekehrt findet man bei den meisten Schreikindern auch KISS-Symptome – hierzu jedoch im Abschnitt Differentialdiagnose mehr.

Nur für Neugierige

Was eigentlich genau hinter den Dreimonatskoliken steckt ist bis heute nicht geklärt. Am nahe liegendsten wären da noch Anpassungsstörungen an die Nahrungsaufnahme – also Anlaufschwierigkeiten. Diese können natürlich durch anderweitige Probleme noch verstärkt werden.
Ein interessanter Aspekt ist jedoch die Entwicklungsgeschichte des Magen-Darm-Traktes (MDT) beim Ungeborenen. Teile des MDT entwickeln sich nämlich in den ersten Schwangerschaftsmonaten aus der Halswirbelsäulenanlage. Im Wissen um diese Zusammenhänge „ärgerten" russische Forscher die Halswirbelsäule von jungen Hunden und röntgten danach den MDT mit Kontrastmittel. Dabei fanden sie regelmäßig ausgeprägte Verkrampfungen in verschiedenen Abschnitten des Magens und Darms.

3.4.2 Ein- und Durchschlafstörungen, Schreien im Schlaf

Die Schreiprobleme des noch jungen Säuglings verlagern sich allmählich in Richtung Ein- und/oder Durchschlafstörungen. Natürlich können auch Babys ohne Schreiprobleme Durchschlafstörungen entwickeln. Viele Kinder brauchen richtig lange Zeit um in den Schlaf zu finden, andere werden x-mal in der Nacht wach und brauchen dies oder jenes. Sie drehen und wenden sich im Bettchen und schlafen erst ein, wenn sie ganz durchgeschwitzt sind. Manche Eltern reden gar nicht darüber, dass sie seit Monaten eigentlich nicht mehr durchgeschlafen haben und halten ihre „Nachtwanderungen" für normal. Die Kinder hingegen meinen es mit der nächtlichen Unterhaltung ihrer Eltern ernst und verlagern diese bis ins Kleinkindalter. Erst nach der manualmedizinischen Behandlung wird klar, dass es auch anders gehen kann.

Natürlich können verschiedenste Ursachen für derartige Schlafstörungen in Frage kommen, nicht zuletzt auch erzieherische. Immerhin gehören Schlafstörungen zu den häufigsten Befindlichkeitsstörungen im Säuglings- und Kleinkindalter. Andererseits waren wir überrascht und erfreut, dass allerhand betroffene Eltern (und somit Kinder) nach der Behandlung der eigentlichen KISS Problematik von ungestörten Nächten berichteten.

Nur für Neugierige

Selbst Neugeborene und junge Säuglinge besitzen eine „vereinfachte Sprache". So können sie in oberflächlichen Schlafphasen instinktiv lautieren. Bleibt der „Kontrollanruf" unbeantwortet, kommt es zu einer Aufwachreaktion mit Schreien. Möglicherweise handelt es sich dabei um eine im Laufe der Jahrtausende entwickelte Überlebensstrategie. Sie böte Schutz vor wilden Tieren und vor dem Alleinsein. Daher bietet sich an, das „Knöttern" der Babys im Schlaf aufzunehmen, das Kind beruhigend anzusprechen und zu streicheln. Das Kind bemerkt schnell die Zuwendung und schläft vielleicht erleichtert weiter.

3.4.3 Haare raufen und Headbanging

Einige KISS-Kinder ziehen sich tags und nachts derart an den Haaren, dass haarlose Flecke entstehen oder sie schlagen in entsprechendem Alter immer wieder mit dem Kopf ans Bettgestell. Wenn beim Haare raufen noch „die Haare kurz halten" hilft, wie es eine Mutter formulierte, so schaut und hört man beim Headbanging hilflos zu.
Beides kann Ausdruck der Überempfindlichkeit in der Nacken-Kopfregion sein und verschwindet nicht selten nach erfolgreicher Behandlung. Unter der Rubrik KIDD wird uns die Abneigung gegen Berührungen bei älteren Kindern (Haare schneiden) wieder begegnen.

3.4.4 Unklare Fieberschübe

Sie bedürfen in erster Linie immer einer ausführlichen kinderärztlichen Untersuchung um insbesondere infektiöse und nichtinfektiöse Ursachen auszuschließen oder zu behandeln.
Dennoch findet man gelegentlich trotz ausführlicher Diagnostik keine Ursache.

Natürlich kann auch eine Wirbelsäulenproblematik für sich genommen kein Fieber auslösen. Ähnliches gilt auch für das „Zahnfieber". Nichts desto weniger haben einige Säuglinge im Rahmen der Zahnung auch Fieberschübe. Mit anderen Worten können Babys bei ungewöhnlichen Belastungen (Zahnen) in ihrer Infektabwehr derart geschwächt werden, dass es zu unspezifischen Reaktionen des Organismus mit Fieber kommt. Vermutlich kann auch die bestehende Kopfgelenksblockierung im Einzelfall eine solche ungewöhnliche Belastung darstellen. Dies besonders dann, wenn weitere Faktoren (Umgebungswechsel o.ä.) dazu kommen.

Nur für Neugierige

In diese „Rubrik" fällt auch die mögliche Besserung einer Neurodermitiserkrankung oder von asthmatischen Beschwerden nach erfolgreicher Behandlung einer Kopfgelenksblockierung.
Durch die Optimierung des Gesamtsystems kann eine diesbezügliche Neigung dann möglicherweise besser kompensiert werden.

3.4.5 Sabbern und Schluckbeschwerden, Spucken

Untrügliches Zeichen für eine Mundschlussstörung mit vermehrtem Speichelfluss ist das fast obligate Halstuch, das vermeiden soll, dass die Kinder mehrmals umgezogen werden müssen. Hier bestehen nicht selten Steuerungsprobleme der Mund- und Schlundmuskulatur, die auch durch Halswirbelsäulenfehlfunktionen mit ausgelöst werden können. Ähnliches gilt für Schluckstörungen und häufiges Spucken. Aber auch dann sollte man an andere Ursachen denken bzw. durch Lösung der bestehenden Wirbelfunktionsstörung den Zusammenhang mit einer KISS-Problematik bestätigen. Nicht zuletzt ist eine Mundschlussstörung Ausdruck der allgemeinen Hypotonie, die bei diesen Kindern recht häufig ist (s.o.).

Fallbericht

Die 6 Wochen junge Simone war ein Schreikind wie es „im Buche steht". Die verzweifelten Eltern kamen über Bekannte zu uns, nachdem die kinderärztliche Untersuchung „Dreimonatskoliken" ergeben hatte und die Beratung in einer Schreiambulanz eigentlich nicht viel brachte. So war auch verständlich, dass die übernächtigte Mutter keine weiteren sechs Wochen mehr durchhielt. Dabei hatten sich die Eltern so auf ihr erstes Kind gefreut.

Simone fiel bereits im Wartezimmer durch ihr „stimmliches Durchhaltevermögen" auf. Aus dem mitgebrachten Schreiprotokoll ging hervor, dass Simone in den letzten drei Wochen eine zusammengefasste Schreidauer von mehr als sechs Stunden täglich zustande brachte.

Schon bei der „Übernahme" vom mütterlichen Schoß machte sie sich steif und überstreckte sich nach hinten. So war gar nicht daran zu denken, sich das Kind auf den Bauch zu setzen (wie ich das sonst eigentlich tue). Auch war durch die Überstreckungstendenz das Hinterhaupt schon leicht flach gelegen ...

Etwa zwei Wochen später rief mich der Vater an um mitzuteilen, dass Simone schon einen Tag nach der Behandlung wie ausgewechselt war. Sie liege nun friedlich im Bett und die Schreiphasen gingen bis auf zwei Stunden am Tag zurück. Aber das sei kein Problem mehr. Auch die Überstreckung sei fast vollständig verschwunden. Vorsorglich wollten sie das Mädchen jedoch in fünf Wochen nochmals kontrollieren lassen.

3.5 Symptomvarianz

Cirka 10% der KISS-Säuglinge sind sehr ruhige Kinder, die eher durch ihre verminderte motorische Aktivität auffallen. Hier und dort fällt dann auch schon mal der Begriff „bewegungsfaul". Sie haben meist ein ausgeprägtes Schlafbedürfnis, sabbern oder spucken weniger und sind sehr „pflegeleicht".

Nicht selten fallen diese Kinder dann jedoch bei den Vorsorgeuntersuchungen oder beim Spiel mit „Altersgefährten"[1] auf. Sie sind motorisch entwicklungsverzögert und erreichen die entsprechenden Meilensteine (Unterarmstütz – Drehen – Krabbeln etc.) verspätet oder überspringen sie. Gelegentlich findet man bei diesen Kindern auch noch Reaktionen, die frühkindlichen Reflexen sehr ähneln, später mehr dazu.

Zusammenfassend kann man sagen, dass nicht jedes Kind alle Symptome aufweisen muss, bevor an eine KISS-Problematik gedacht werden sollte. Umgekehrt hat auch nicht jeder Säugling mit motorischen Entwicklungsverzögerungen oder vegetativen Auffälligkeiten KISS. Eine diesbezügliche Untersuchung beim entsprechend geschulten Arzt ist

---

[1] Der Hinweis man sollte seine Kinder nicht mit Gleichaltrigen vergleichen ist nett gemeint, letztlich tut dies jedoch fast jede Mutter um zu schauen, was normal ist. Allerdings sollte das dann nicht zu streng gewertet und insbesondere bei Frühgeborenen der „Nachholbedarf" eingerechnet werden.

weder schmerzhaft noch aufwändig und bedarf etwa 10-15 Minuten Zeit. KISS ist eine ärztliche Diagnose.

Fallbericht

Katharina kam nach 42 Schwangerschaftswochen zur Welt, die Geburt wurde eingeleitet, weil das Kind immer noch nicht daran dachte auf die Welt zu kommen. Ansonsten verlief alles glatt. Sie sei ein ganz liebes Mädchen, das ordentlich zunimmt und sich eigentlich nur bemerkbar macht, wenn sie auf den Bauch gelegt wird. Wegen der motorischen Entwicklungsverzögerung erhielt das Kind ab dem sechsten Lebensmonat Krankengymnastik. In den letzten zwei Monaten sei auch schon einiges passiert. Immerhin toleriert sie nun die Bauchlage und käme sogar schon über einen Unterarmstütz hinaus. Nur der Handstütz bereite noch Probleme. Die engagierte Krankengymnastin hatte einen Befundbericht mitgegeben, aus dem unter anderem hervorging, dass die Moro-Reaktion noch nicht ganz erloschen (eigentlich integriert) war und die Muskulatur trotz intensiver Bemühungen vermehrt hypoton erschien. Die Untersuchung gestaltete sich komplikationslos, da Katharina die Prozedur ohne „Murren" über sich ergehen ließ. Nur bei schnellen Lageänderungen versuchte sie sich überall festzuhalten.

Nach erfolgreicher Behandlung vereinbarten wir wegen der motorischen Rückstände eine Kontrolluntersuchung nach acht Wochen, dies wohl auch, weil die Familie gleich „um die Ecke" wohnte.

In der Zwischenzeit wurde daheim fleißig geübt (abgesehen von der obligatorischen 14-tägigen Pause). Auch zu meiner Freude waren die Fortschritte von Katharina nicht zu übersehen, sie kam nun schon in einen Hand-Kniestütz und die Eltern freuten sich über ihren Bewegungsdrang. Allerdings hatte im Rahmen eines Infektes vor drei Wochen ein vermehrter Speichelfluss begonnen. So fand sich dann auch nochmals eine Kopfgelenksblockierung, die erneut gelöst werden musste. Zeichen der muskulären Hypotonie bestanden auch noch im Alter von zwei Jahren. „Hier ist Katharina ganz ihre Mutter", so der Vater.

3.6 Diagnose – Differentialdiagnose

Ein Kritiker des KISS-Konzepts hat einmal geschrieben, dass kein einziges der KISS Symptome typisch für ein KISS-Kind ist und er hat Recht. Dabei befindet sich KISS in „guter" Gesellschaft. Bei ca. 90%

aller bekannten Erkrankungen ist es ähnlich. Letztlich weist nur die Kombination von Auffälligkeiten den diagnostischen und therapeutischen Weg.

Da nicht nur nach „passenden", sondern auch nach „unpassenden" Befunden gesucht werden muss, ist die ärztliche Kontrolle der Kinder unabdingbar. Zahlreiche – aber zum Glück seltene – Erkrankungen können ein sehr ähnliches Bild aufweisen. Dabei kann sogar zusätzlich die Halswirbelsäule eine Bewegungsstörung aufweisen. Dennoch ist die dann erforderliche Behandlung teilweise oder ganz eine andere. Man ist immer wieder überrascht wie oft vermeintliche (und auch eigentliche) KISS Kinder durch Laien diagnostiziert und im schlimmsten Falle auch behandelt werden.

4. KISS Kinder in verschiedenen Entwicklungsphasen

Kinder absolvieren im Laufe der ersten Jahre ganz unterschiedliche Entwicklungsetappen. Diese können dann durch ein und dieselbe Problematik gestört werden. Daraus resultiert letztlich eine Symptomvielfalt, die auf den ersten Blick nichts miteinander zu tun hat. Nur bei genauer Betrachtung findet man auch hier den „roten Faden".

Beispielsweise entwickeln Sabberkinder später nicht selten Sprachentwicklungsverzögerungen. Dem liegt meist eine Störung der Mundmotorik zu Grunde. Doch im Einzelnen:

4.1 KISS Kinder im Säuglingsalter

Das Säuglingsalter wird ärztlich intensiv überwacht, immerhin stehen sechs Vorsorgeuntersuchungen auf dem Plan. Ein Grund dafür ist natürlich, dass sich in dieser Zeit richtig viel tut. Dabei ist das Was, Wann und Wie relativ genau vorgeschrieben (Meilensteine / Grenzsteine – Abb. 1) und lässt sich daher auch recht gut kontrollieren. Versteht man unter den Meilensteinen die Stadien der durchschnittlichen Kindesentwicklung, so legen die Grenzsteine der Kindesentwicklung fest, ab wann ein unbedingter Handlungsbedarf besteht. Vereinfacht dargestellt verläuft also die Entwicklung von Kindern wie auf einer Straße, bei der der Mittelstreifen die durchschnittliche Führung vorgibt (Meilenstein) und die Seitenbegrenzung nach rechts und links eine nicht erlaubte Abweichung signalisiert. Daher werden die Grenzsteine als unerlässliche Durchgangsstadien der Kindesentwicklung angesehen. Kinder, die ein Entwicklungsziel nicht zum Grenzsteinalter erreicht haben, dürfen den Eltern gegenüber nicht mehr nur als „Spätentwickler" bezeichnet werden (s. Anhang).

Nur für Neugierige

Um eine bessere Vorstellung von den komplexen Vorgängen der Kindesentwicklung zu erhalten, ist es wichtig darauf hinzuweisen, dass das frühkindliche Nervensystem einem Entwicklungs- und keinem Reifungsprozess unterliegt. Für manchen macht das keinen großen Unterschied, für das Verständnis der physiologischen (normalen) Entwicklung und entsprechender Störmöglichkeiten ist dieser Grundsatz jedoch fundamental.

Ein einfaches Beispiel soll diesen Hintergrund beleuchten:
Die frühkindliche Halswirbelsäule weist zum Zeitpunkt der Geburt zahlreiche
anatomische und neurophysiologische Besonderheiten auf. Sie ermöglichen,
den Geburtsverlauf überhaupt zu überleben, da es unter anderem gilt, das
relativ große und schwere Köpfchen und den ziemlich starren Rumpf sehr
flexibel und dennoch geschützt miteinander zu verbinden. Für diese Aufgabe
ist die Halswirbelsäule zu diesem Zeitpunkt optimal konstruiert und angepasst. Zwölf Monate später kommt dieser Region eine gänzlich andere Aufgabe
zu (u.a. gezieltes Halten und Bewegen des Kopfes, Auseinandersetzen mit der
Schwerkraft, Unterstützung der Augenbewegung sowie der Ortung von Geräuschen etc.). In der Zwischenzeit haben sich die hier beteiligten Strukturen den
stetig ändernden Anforderungen (Unterarmstütz, Handstütz, Blickfolge, Gehör
usw,) langsam angepasst und entwickelt.
Ähnliches gilt für das Nervensystem, das stetig durch neue Herausforderungen und Aufgaben moduliert werden muss und sich differenziert. Evolution im
Kleinen ...
Beeinflusst wird diese Entwicklung u.a. durch variable Umweltkonditionen,
soziokulturelle Einflüsse, individuelle Begabtenstruktur und individuelle genetische Rahmenbedingungen.
Auf diesem Weg ergibt sich eine noch viel größere Bandbreite von Entwick-
lungsmöglichkeiten, als für die Halswirbelsäule. Sie erlaubt es unserem
Organismus, mit variablen Mustern auf verschiedene (auch nicht voraussehba-
re) Umwelteinflüsse zu reagieren. Diese **Adaptation** (Anpassung an Außenbedingungen) würde durch eine vorbestimmte Reifung massiv eingeschränkt,
wodurch das Überleben unter den verschiedensten klimatischen, kulturellen
und sozialen Gegebenheiten unserer Erde erschwert wäre.
Kinder entwickeln sich demnach variabel und reifen nicht einem vorbeste-
henden (idealen) Plan entsprechend. Unser Genom bietet dafür lediglich ein
Grundgerüst, das durch Lernen und Anpassen beim Erwachsenen einen Infor-
mationszugewinn um das ca. Zweimillionenfache erfährt. Eine ideale Kindesentwicklung kann es somit nicht geben
Treten hingegen körpereigene Störfaktoren wie Krankheiten oder Funktionsstörungen auf, so ist der Organismus zur **Kompensation** fähig, aber auch
gezwungen – Abb 2. Diese beeinflussen ebenfalls den Entwicklungsprozess von
Kindern und Erwachsenen. (Ein Freund hat in seiner Kindheit, aus welchem Grund auch immer, nicht richtig horizontal lesen gelernt. Nach größten
Schwierigkeiten in der Grundschule begann er vertikal zu lesen und „ver-
schlingt" nun ein Buch nach dem anderen.)
Meist hat eine derartige Kompensation jedoch ihren (hohen) Preis.
Zu den ärztlichen Aufgaben gehört es nun zu differenzieren, ob es sich bei
auffälligen Entwicklungsmustern im Säuglingsalter um adaptive (und somit
physiologische) oder durch Kompensation erzwungene Varianten handelt. Eine
schwierige Aufgabe und manchmal ein schmaler Grat ...
Dementsprechend gilt es evt. umweltbedingte (z.B. erzieherische) oder kom-
pensierte (in unserem Fall durch Wirbelsäulenfunktionsstörungen verursachte)
Störfaktoren aufzudecken oder variante Entwicklungsmuster zu akzeptieren.

Meilensteine: Sie kennzeichnen das zeitlich eingeordnete Entwicklungsziel der 50% Perzentile einer Normalpopulation, letztlich also das Durchschnittsverhalten. Das Meilensteinkonzept hat demzufolge wenig Aussagekraft für die Beurteilung einer individuellen Entwicklung. Es wird gelegentlich irrtümlicher Weise als Beurteilungsgrundlage einer „Normalentwicklung" herangezogen.

Grenzsteine: Sie charakterisieren die zeitliche Einordnung von Entwicklungszielen, die 90-95 % einer Normalpopulation erreicht haben. Es handelt sich dabei um ein – an die statistische Verteilung angelehntes – Suchprinzip zur Erfassung von offenkundig abweichenden Entwicklungsverläufen.

Abb. 1: Meilensteine und Grenzsteine der Kindesentwicklung

Adaptation ist die Anpassung des Organismus an exogene, d.h. äußere Reize bzw. Umweltveränderungen nicht nur der Natur sondern auch auf sozio-kulturellem Gebiet. Betroffen davon sind u.a. das sensomotorische System sowie das kognitive und sozioemotionale Verhalten. Sie unterliegt Lernmechanismen.

Kompensation ist als eine physiologische Maßnahme des Organismus zu verstehen, um auf innere, körpereigene Störfaktoren zu reagieren. Die notwendigen Umbaumaßnahmen in Bezug auf Strukturen, Programme, Funktionen und Verhalten schränken zwar die Handlungsfähigkeit des biologischen Gesamtsystems ein. Sie dienen jedoch z. Teil der Optimierung von Teilsystemen und der Funktionsfähigkeit des Gesamtsystems vor dem Hintergrund der individuell bestehenden Ausgangslage.

Abb. 2: Adaptation und Kompensation in biologischen Systemen

4.1.1 Die ersten zwei bis drei Monate

Für einige KISS Kinder ist dies die Zeit der „Dreimonatskoliken". Meist gehen die täglichen und besonders abendlichen Schreiattacken mit einer vermehrten Überstreckungstendenz einher. Andere wiederum spucken viel, so dass die Mütter und Väter Sorge haben, das Kind würde nicht entsprechend zunehmen.

Dies ist aber auch die Zeit, in der recht schnell eine Schädelverformung auftritt, da der Kopfumfang so schnell wächst. Schaut das Baby immer nur in eine Richtung, wird sich der unten liegende Kopfteil abplatten.

Ein gut gemeinter Rat ist dann, das Kind besser zu lagern, von der anderen Seite anzusprechen oder das Bettchen zu drehen. Im ersten und vielleicht auch noch im zweiten Monat kann das durchaus klappen, besonders wenn man noch kleine Sandsäckchen oder Keile unterlegt. Sobald das Kind jedoch soviel Kopfkontrolle entwickelt hat, dass es über seine Kopfposition selber entscheiden kann, geht fast nichts mehr. Das Baby muss alle fünf Minuten neu gelagert werden, weil es schon wieder so krumm (und überstreckt) daliegt oder wieder nur in eine Richtung schaut. Das gedrehte Bett interessiert dann wenig, „ ... die Wand hat ja auch was zu bieten".

KISS Kinder liegen in einer Fehlhaltung, die kaum durch Lagerung oder Aktivitätsverlagerung zur anderen Seite aufzulösen ist. Für sie ist diese Position die noch entspannendste und bequemste Lage. Dass sie gerne würden, wenn sie könnten, zeigt auch das unterschiedliche Stillverhalten an der rechten bzw. linken Brust. Am Tage sollte als alternative Lagerung öfter die beaufsichtigte Bauchlage („tummy time") oder eine seitliche Liegeposition versucht werden. Darüber hinaus bieten Angebote zur Bewegungsförderung der jungen Babys eine gute Ergänzung.

Viele asymmetrische Säuglinge mögen die Bauchlage[2] nicht so recht und protestieren sehr schnell. Man sollte diesen „Protest" auch aufnehmen und die Kinder dann aus der unliebsamen Position befreien.

Nicht zuletzt soll auch hier wieder an jene Kinder erinnert werden, die ganz lieb schlafen, „super" zunehmen, sich lediglich etwas überstrecken. Da Bewegungsfreude ohnehin nicht ihr Ding ist und das Übergewicht sein Übriges tut, resultiert schon schnell ein Entwicklungsrückstand. Auch bei diesen Säuglingen wird der Kinderarzt nach weiteren Problemen suchen.

Manche Eltern berichten, dass sich die streng einseitig orientierte Blickrichtung innerhalb weniger Tage auf die Gegenseite verlagert habe. Dies ist gar nicht so selten, meist handelt es sich um KISS II Kinder, bei denen die Kopfdrehung eher „Nebenschauplatz" ist.

Nach Überschreiten des dritten Lebensmonats hat sich die Schreiproblematik bei einigen Kindern gelegt, andere haben damit noch einige Zeit zu kämpfen.

Das Baby sollte in Bauchlage den Kopf stabil halten und nach rechts und links seitengleich drehen können.

Unsere Babys sind meist längst nicht soweit oder „mogeln" sich mit kleinen Tricks durch. Einige KISS Kinder können den Kopf immer noch

---

[2] Die aktuell gültige Empfehlung für die Schlafposition ist die Rückenlage, vom Schlafen auf dem Bauch wird abgeraten. Kopfkissen gehören nicht ins Babybett!

nicht ausreichend hochhalten und beschweren sich über ihr Handicap. Andere wiederum schauen auch in Bauchlage nur in eine Richtung. Häufig sind eine oder beide Hände noch gefaustet oder die Arme werden nach hinten geführt, was jegliches Abstützen vorn verhindert (fehlender Unterarmstütz) – sogenannte „Fliegerhaltung".

4.1.2 Die halbjährigen KISS Kinder

Das Schreien und Spucken hat sich für die meisten Familien normalisiert (was letztlich nur bedeutet, dass sich die Problematik auf ein erträgliches Maß eingepegelt hat) oder ist verschwunden. Eventuell sind der Mund und das T-Shirt immer noch feucht vom vielen Sabbern und kein Zähnchen in Sicht.

Auch die Bauchlage hat sich verbessert, sie ist zwar immer noch nicht so toll (und ein symmetrischer Handstütz noch in weiter Ferne) aber immerhin ertragen die meisten Überstreckungskinder diese Position. Bei ihnen finden sich gelegentlich noch Komponenten der Moro-Reaktion (Schreckreflex, s. 6.1.1). Darüber hinaus zeichnen sich immer größere Probleme durch die Überstreckung ab. Das Hochnehmen wird etwas schwieriger, im Bettchen liegen die Kinder in seitlicher „Flitzebogenstellung". Dadurch wächst wenigstens der haarlose Fleck am Hinterkopf zu. Auch das Drehen vom Bauch auf den Rücken bereitet nicht selten noch Schwierigkeiten.

KISS I Kinder haben ihre „Schokoladenseite" weiter ausgebaut. Auch klappt die Drehung nur in eine Richtung. Die einseitige Hinterhauptabplattung hat den Anschein abzunehmen.

4.1.3 Der ältere Säugling

Ein- und Durchschlafstörungen beschäftigen viele Eltern immer mehr, da ihr Schützling das doch langsam gelernt haben müsste. Auch sabbern einige Babys noch oder mehr denn je. Wenige raufen sich derart die Haare, dass schon kahle Stellen am Kopf zu sehen sind. Ein weiteres Sorgenfeld ist die motorische Entwicklung. Besonders die Rückstände in Bauchlage (schließlich ist das große Ziel die Vertikalisation = Aufrichtung in den Stand) verfolgen die Kinder auch weiterhin. Einige schaffen es noch lange nicht, sich auf die gestreckten Arme hoch zu stützen und das Gewicht des Rumpfes in Richtung Becken zu verlagern. Sie entdecken mit neun oder zehn Monaten, dass es auch anders geht. Da das Drehen zumindest auf eine Seite gut klappt, fangen sie an sich durch die Wohnung zu rollen und so auf Entdeckungsreise zu „gehen". Andere rutschen in Bauchlage vorwärts und schieben sich dabei mit den Beinen ab. Fast ähnlich sieht dann das asymmetrische Robbmuster aus. Dabei bleibt nicht selten ein Bein gestreckt und ein Arm wird eher „geschont".

Verschiedene Kinder (meist KISS II) schaffen jedoch selbst das nicht. In Bauchlage sind sie hilflos und unzufrieden, weil ihre Neugierde nicht befriedigt werden kann. Da sie schon langsam das Gleichgewicht im Sitzen halten können werden sie häufiger hingesetzt und geben sich viel Mühe, selbst den Trick des Hinsetzens herauszukriegen. Darüber hinaus merken die Kinder, dass man sich auch in der Sitzposition fortbewegen kann, das Porutschen beginnt. Unterstützt wird Bauchrutschen, Robben ohne zu krabbeln oder Porutschen meist auch durch den glatten Untergrund der elterlichen Wohnung wie Parkett, Laminat oder Fliesen etc. Einige Kinder sind erst auf „Omas Teppich" zum Krabbeln gekommen.

Als Beispiel der schwierigen Diskussion grundlegender Themen in der Medizin mag der nächste Abschnitt dienen.

Große Uneinigkeit herrscht über die Notwendigkeit der Krabbelphase. In einem Internetforum fand sich Folgendes zu diesem Thema:

Ein Kinderarzt fragte eine universitäre Kapazität, ob es stimme, dass Krabbeln für die spätere Koordination und Motorik von Wichtigkeit wäre. Schließlich würde dies von vielen Krankengymnasten immer wieder betont.

Antwort: *„Zu Recht merken Sie an, dass manche Krankengymnasten 'behaupten', dass Krabbeln eine unerlässliche Entwicklungsstufe für die motorische Entwicklung (und angeblich vieles mehr) sei. Diese Behauptung hält der Forderung nach evidence based medicine (durch spezielle Studien belegbare Erkenntnisse) sicherlich nicht stand. Mir selbst sind Familien bekannt, deren Mitglieder in mehreren Generationen nicht gekrabbelt, sondern gleich gelaufen sind. Die nicht gekrabbelt habenden Eltern waren für mich alle motorisch und mental unauffällig."*

Es ist richtig, dass keine Langzeitstudien zu diesem Thema vorliegen. Andererseits natürlich kann man aus genau dem gleichen Grund nicht das Gegenteil behaupten. Sich dabei lediglich auf seine Beobachtungen bei Erwachsenen zu berufen ist wenig hilfreich. So zeigen insbesondere Schulkinder, die im Säuglingsalter nicht gekrabbelt sind, häufiger Auffälligkeiten bezüglich ihrer Koordination.

Die Individualität der menschlichen Evolution (und auch das unterscheidet uns vom Tierreich) brachte vermutlich eine erhöhte Variationsbreite der Säuglingsentwicklung mit sich, die unterschiedliche Möglichkeiten der Aufrichtung in den Stand bieten. Daher ergeben sich größere Spielräume für die Vertikalisation. So gesehen verlaufen diese

Entwicklungsstadien nicht zwangsläufig „schnurgerade". Im Einzelfall kann dann auch das Krabbelmuster fehlen.

Dennoch sollte das Überspringen von Entwicklungsmustern immer zu einer erhöhten Wachsamkeit des Untersuchers führen und eine entsprechende Diagnostik erfolgen. Im Falle des ausbleibenden Krabbelns stellt sich also die Frage, ob hier eine erlaubte (adaptive) Normvariante vorliegt oder kompensatorische (also auf Fehlregulationen beruhende) Ausgleichsmuster vorliegen.

Auch bei familiär gehäuft auftretendem „Po" rutschen wissen wir nicht, ob ein genetischer Hintergrund – so es diesen überhaupt gibt – besteht oder andere Faktoren (wie z. B. eine KISS II Problematik oder Fehlbildungen der Wirbelsäule) zu einer Bauchlageintoleranz im frühen Säuglingsalter mit später fehlendem Krabbelmuster führten.

Unsere Erfahrungen machen deutlich, dass die Vertikalisierungsphase bei Säuglingen und Kleinkindern ein nicht zu unterschätzendes Trainingspotential für die weitere motorische Entwicklung besitzt. So werden die Hand-Augenkoordination und das diagonale Zusammenspiel von Armen und Beinen geübt. Entscheidend ist nicht die Art und Weise des Trainings (Robben, Krabbeln, Tragen, ja selbst Po rutschen und auch das sofortige Hochziehen in den Stand können ein solches Trainingsprogramm darstellen). Entscheidend ist, dass keine zur Kompensation zwingenden Störfaktoren die Entwicklung beeinflussen, die sich erneut in den Folgejahren bemerkbar machen.

Grundsatz ist auch hier die Früherkennung mit erhöhter Wachsamkeit.

Besonders KISS II Kinder kommen infolge ihrer Bauchlageproblematik nicht in eine Krabbelposition. Andererseits scheint das KISS I Muster hier weniger Störpotenzial zu besitzen. Mit leicht geneigtem Kopf wird zwar ab und an die Richtung verfehlt, aber immerhin …

Nur für Neugierige

Die Qualität der sich entwickelnden motorischen Muster im Säuglingsalter hängt von einer Vielzahl von Variablen ab, nicht zuletzt auch vom individuell genetisch fixierten Repertoire. So sind einige Kinder sehr wohl in der Lage, trotz ausgeprägter Kopfgelenksblockierung gute oder akzeptable motorische Entwicklungsmuster zu erreichen. Erst die genaue Analyse der Bewegungsstudien offenbart dann entsprechende Abweichungen oder die Vorstellung erfolgte wegen anhaltender vegetativer Auffälligkeiten.

Erfahrungsbericht

Ende August 2004 kam unser zweiter Sohn Fred auf die Welt.

In den ersten Lebenswochen hat Fred tagsüber viel geweint, zeigte sich unruhig und hat immer nur kurz geschlafen. Ständig musste er spucken, hatte Bauchschmerzen und Blähungen und wollte viel getragen werden.

Anfang Dezember stellte der Kinderarzt bei der Vorsorgeuntersuchung eine Asymmetrie und eine leichte Schädelabplattung fest (Fred wehrte sich gegen die Bauchlage, schaute in Rückenlage meistens nur über die rechte Seite).

Der Kinderarzt verordnete uns Vojta-Therapie bei einer Physiotherapeutin.

Bis Ende März folgten nun für uns alle schlimme Wochen, denn Vojta-Therapie tagtäglich durchzuführen ist eine sehr anstrengende und stressige Herausforderung für Mutter und Kind.

Dann sollten wir wegen eindeutiger Besserung mit der Therapie aufhören. Fred gelang es bis Anfang August nicht, sich fortzubewegen oder hochzuziehen. Dann begann er mit dem Po rutschen, zum Krabbeln konnten wir ihn nicht bewegen. Erneut ging ich mit ihm zur Krankengymnastik, um Fred irgendwie zum Krabbeln zu motivieren.

Außer lautem Protestgeschrei passierte nichts.

Wir erwarteten nun voller Hoffnung unseren organisierten Termin zur manualmedizinischen Kontrolle Ende September. Inzwischen war uns durch viel Informationssuche klar geworden, dass unser Sohn ein KISS- Kind sein könnte.

Der Arzt bestätigte unsere Vermutung, behandelte ihn im Halswirbel-/Lendenbereich und verabschiedete uns mit der Aussicht auf Besserung der ganzen Situation. So konnten wir miterleben, wie unser Sohn zehn Tage später plötzlich und von ganz allein seine ersten Krabbelversuche begann und sie Tag für Tag weiter ausführte. Viele Wochen hat er dann noch beides gemacht, auf dem Po gerutscht und immer mehr gekrabbelt, bis er dann mit knapp 17 Monaten sicher anfing zu laufen.

Wenn wir an all die Prozeduren des ersten Lebensjahres denken, dann wünschten wir uns, wir hätten Fred früher behandeln lassen, um ihm und uns viel Leid zu ersparen.

4.2 Das Kleinkindalter im 2.-5. Lebensjahr

Die vielen Vorsorgeuntersuchungen im Säuglingsalter (sechs in zwölf Monaten) werden nun von jährlichen Kontrollterminen abgelöst. Darüber hinaus wird auch die Streubreite der Kindesentwicklung größer, das eine Kind kann schon dies oder jenes, bei anderen ist noch längst nicht daran zu denken.

Ab etwa dem ersten Geburtstag beginnt ein neuer Lebensabschnitt. Nun ist im Regelfall die Vertikalisation erreicht aber noch längst nicht abgeschlossen. Alle Bewegungen müssen aufeinander abgestimmt werden und es gibt auch noch vieles zu lernen. Es gilt beispielsweise die Hände zu schulen um auch knifflige Arbeiten zu bewältigen. Die weitere Sprachentwicklung steht an, Emotionen werden zunehmend geprägt, der eigene Wille geschult, das „ich will" Alter vorbereitet ...

Eine „Kostprobe" der neuen Freiheit erhalten Eltern gelegentlich bei noch ausstehenden Krankengymnastikstunden – nichts geht mehr. Alternativ kommen dann zusätzliche Übungsstunden auf dem Spielplatz, im Schwimmbad oder auch begleitend im Rahmen der täglichen Beschäftigung mit dem Kind in Frage. Oberstes Prinzip ist auch hier wieder Gleichgewichtstraining, bei welchem das Kind weiterhin lernt, seine Haltung gegen die Schwerkraft und Bewegung zu verteidigen. Gute Möglichkeiten bieten sich beispielsweise mit Spielen wie Hoppe-Hoppe-Reiter, dem Tragen auf den Schultern oder im Tragegestell auf dem Rücken. Dies bietet nicht nur die Vorteile des engen Eltern-Kind-Kontaktes, sondern auch, dass beim Einkauf kein Kinderwagen geschoben werden muss. Außerdem hat das Kind die Aufgabe, seine aufrechte Sitzposition gegen den Laufrhythmus des „Trägers" zu behaupten und ist so immer wieder gefordert.

4.2.1 Die muskuläre Hypotonie

Unter Grundspannung der Muskulatur versteht man die Anspannung der Muskulatur in Ruhe. Diese kann erhöht (hyperton) oder erniedrigt (hypoton) sein. Die Ursachen für eine Veränderung der Grundspannung der Muskulatur sind vielfältig, beim ansonsten gesunden Kind spielen meist familiäre (genetische) Faktoren eine wichtige Rolle.

Viele KISS II Kinder haben eine etwas schlaffe Grundspannung. Im Kleinkindalter fällt dann häufig der herausgestreckte Bauch im Stand auf und die Großmutter redet von einem Hohlkreuz. Durch diese Rumpfhaltung kippt das Becken nach vorn und die Beine und Füße drehen leicht nach innen. Das Kind läuft über den „großen Onkel". In den meisten Fällen besteht kein Grund zur Beunruhigung da sich die Muskulatur mit zunehmendem Alter (und infolge des muskulären Trainings) immer mehr tonisiert, also vorspannt.

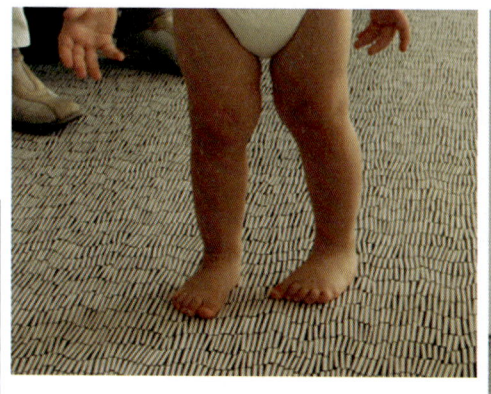

leicht einwärts gedrehte (sichelähnli-che) Füße

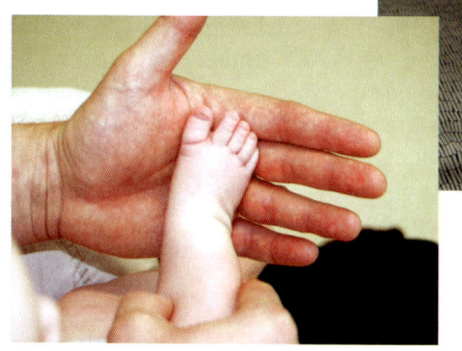

„Aufrichtung des Füßchens"

Außerdem sieht man nicht selten ausgeprägte (asymmetrische) Knickfüßchen[3], die meist zur orthopädischen Vorstellung des Nachwuchses führen. Eine noch gelegentlich vorgenommene Einlageversorgung ändert daran nur wenig. Das Grundproblem ist schließlich die geringer

---

[3] Knickfüßchen sind im Kleinkindalter prinzipiell normal, der Fuß wird erst im Laufe der Jahre immer besser tonisiert und aufgerichtet. Letztlich ist die normale Fußwölbung des Erwachsenen eine überwiegend muskuläre Leistung. Dennoch können auch knöcherne Deformitäten des Fußes solche Bilder hervorrufen. Gleiches gilt für funktionelle und knöcherne Abweichungen im Beckenbereich bei einwärts gedrehten Füßen.

vorgespannte (tonisierte) Muskulatur. Diese findet sich dann auch in allen Bereichen des Bewegungsapparates. Solche Haltungsbilder für sich allein sind noch lange kein Beweis für eine alte KISS Problematik und finden sich bei vielen Kleinkindern. Entscheidend ist die Beachtung darüber hinausgehender Auffälligkeiten.

Nur für Neugierige

Viele Säuglinge weisen eine sichelfußähnliche Fußhaltung (Kletterfüße) auf, die nicht behandlungsbedürftig ist. Im Gegensatz zum echten Sichelfuß ist die Fußform gerade, wenn man die Fußsohle auf die Handfläche stellt.

Hypotone Kleinkinder haben Schwierigkeiten bei der Fußaufrichtung. Solche Knickfüße lassen sich jedoch meist im Zehenspitzenstand oder durch Hochziehen der Großzehe auflösen, wodurch sich das Längsgewölbe besser tonisiert (Jack-Test). Man spricht dann von einem physiologischen Knick-Senkfuß, der nicht behandlungsbedürftig ist. Im negativen Fall und jenseits des dritten Lebensjahres kann eine Einlageversorgung aus flexiblem Material für Extremfälle diskutiert werden.

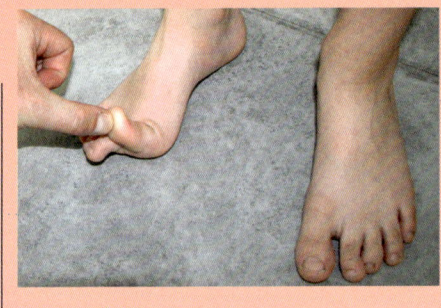

"Jack-Test"

Das oben erwähnte Gangbild mit einwärts gedrehten Füßchen erklärt sich aus einer vermehrten Vorneigung der Schenkelhälse am Hüftgelenk. Diese Kinder können im Zwischenfersensitz (Nejadensitz) spielen. Dies ist unbedenklich, wenn die Hüftaußendrehung (Schneidersitz/Indianersitz) ebenso gut klappt.

Die schon erwähnte orofaciale Muskelhypotonie (Kau-Kieferapparat) lässt den Mund noch häufig offen stehen, auch deutet das Sabberlätzchen auf eine diesbezügliche Problematik hin. Durch die vermehrte Mundatmung häufen sich Infekte der oberen Luftwege, vielleicht sind auch schon die Rachenmandeln vergrößert. Differentialdiagnostisch sollte ggfs. auch an eine HNO-ärztliche Vorstellung gedacht werden.

Viele Mädchen sind eher muskulär hypoton, hier existiert sicherlich eine genetische Komponente. Wie stark dann beispielsweise die Überbeweglichkeit der Gelenke ist, zeigt sich nicht selten bei der Überstreckung der Arme im Ellenbogengelenk oder beim Zwischenfersensitz. Gleichzeitig stabilisiert eine solche Sitzposition das unsichere Gleichgewicht beim Spielen.

Hypoton bedeutet nicht, dass diese kleinen Zwerge zu wenig Kraft hätten. Da aber die muskuläre Grundspannung vermindert ist, benötigen die Kinder mehr Zeit ihre Vorspannung aufzubauen, was die Reaktionszeit bei schnellen Reaktionen verlängert (lange Leitung). Manche Kinder wirken daher ungeschickt. Durch regelmäßiges Gleichgewichtstraining kann diese Reaktionszeit verkürzt werden. Die verminderte Grundspannung veranlasst viele dieser Kinder zu vermehrter Aktivität („Herumzappeln/-hampeln"), um die Körperspannung zu erhöhen – sie sind nicht „hyperaktiv" sondern sie korrigieren sich. Häufig scheinen solche Kinder schnell zu ermüden, weil Energie für die Vorspannung als auch für die eigentliche motorische Aktivität benötigt wird.

Nur für Neugierige

Eine Form der muskulären Hypotonie ist die benigne transitorische muskuläre Hypotonie. Benigne bedeutet „gutartig" und transitorisch „vorübergehend". Meist benötigen solche Kinder mehr Zeit für die jeweiligen Entwicklungsetappen und sind motorisch eher „verspätet". Dabei besteht kein Grund zur Sorge. Durch intensives und länger dauerndes Training entwickeln diese Säuglinge und Kleinkinder in der Regel gute koordinative Fähigkeiten und holen ihren Entwicklungsrückstand später auf. Funktionsstörungen der Wirbelsäule können hier aber deutlich bremsen.

Durch Gleichgewichtstraining kann ein zu hoher aber auch zu niedriger Muskeltonus normalisiert werden. Ein möglicher Grund dafür ist, dass im Kleinhirn (welches unter anderem die Muskelgrundspannung reguliert) ausgleichende Nervenzellen, sog. Neurone, gebildet werden, die dann den Muskeltonus entsprechend beeinflussen. Darüber hinaus erfolgt auch eine verbesserte Bahnung und Umsetzung der Korrekturbewegung.

Ein Beispiel soll das erläutern: Balancieren wir über einen Schwebebalken, so sind wir bis in die Haarwurzeln angespannt. Dadurch können wir jeden Fehltritt schneller ausgleichen um nicht herunter zu fallen. Durch die erhöhte muskuläre Vorspannung verkürzt sich die Reaktionszeit, alle Fasern im Körper sind aktiviert.

Einen ähnlichen Effekt erreicht man durch regelmäßiges Gleichgewichtstraining wie Wippen, Schaukeln, Balancieren etc. Auch bei neurologisch vorgeschädigten Kleinkindern werden solche Mechanismen therapeutisch genutzt.

KISS Kinder haben Schwierigkeiten Gleichgewichtsinformationen optimal zu verarbeiten und diese dann auch in eine verbesserte Grundspannung umzusetzen. So finden sich bei der Untersuchung nicht selten abwechselnd Bereiche mit zu schlaffer (Bauch) oder zu verspannter Muskulatur (Schulter-Nacken). Gründe dafür sind eine sich entwickelnde Fehlhaltung aber auch die regionale Reaktion auf die Wirbelblockierung. Dabei klagen die wenigsten Klein- und Vorschulkinder über diesbezügliche Beschwerden, schließlich kennen sie sich nicht anders und werden mit diesen Fehlspannungen groß.

Bei unbehandelten KISS Kindern sind derartige Reaktionen meist eine Anpassung an ein nicht optimal eingestelltes Steuerungssystem. Daher muss man bei ungezieltem Üben aufpassen, solche Anpassungsreaktionen nicht zu verstärken oder weiter zu etablieren.

Bei KISS Kindern interessiert uns nun weniger, ob sie die weiteren grundlegenden Bewegungsmuster erreichen (freies Laufen, Treppensteigen, Hüpfen, ...), sondern eher wann und in welcher Qualität sie dazu fähig sind. Die Vertikalisation ist ein so fundamentales Ereignis, dass eine funktionelle Störung der Halswirbelsäule diesem (über-)lebenswichtigen Grundbedürfnis nur wenig anhaben kann. Daher ist die Bereitschaft zu stehen und Laufen zu lernen so gut in unserem genetischen Bauplan verankert, dass nur schwerwiegende Ausnahmesituationen derartige Fehlentwicklungen verursachen können.

Mit anderen Worten ist also die Fähigkeit, zu Beginn des 2. Lebensjahres alleine laufen zu können, kein Maß für die ungestörte motorische Entwicklung des Kindes. Andererseits liegt bei einem Kleinkind, das zum 2. Geburtstag nicht läuft, fast immer eine gravierende Grunderkrankung vor.

Auch das frühzeitige Auf-/Hinstellen der Kinder durch die Eltern und der unnötige (und sogar gefährliche) Gebrauch von sog. Lauflerngeräten vermindert die Bereitschaft zu krabbeln. Überspringt ein KISS Kind eine Entwicklungsstufe (z. B. das Krabbeln) wird es eher laufen lernen. Steckt es in einem Bewegungsmuster (z. B. Robben oder Bauchrutschen) fest, wird es später laufen lernen. Hier wird man dann besonderes Augenmerk auf das Gangmuster legen, das sich nach wenigen Wochen des Übens stabilisiert haben sollte. Dabei verschwindet langsam das breitbeinige Laufen (und die damit verbundene größere Stand- und Laufebene), das Gleichgewicht stabilisiert sich, Stürze werden seltener und das Kind wird sicherer. Insbesondere kann es sich beim Sturz mit den Armen abfangen (sog. Parachute-Reaktion) und fällt nicht auf das Gesicht. Bestehen noch Moro ähnliche Reaktionen (s. Moro-Reaktion / Schreckreflex) gelingt das nicht ausreichend. In der Sturzphase wird die Schreckreaktion ausgelöst und die Arme plötzlich zur Seite geführt. Daher kann sich das Kind nicht ausreichend abfangen und wird immer wieder unangenehme Bekanntschaft mit dem Fußboden machen. „Charakteristische Zeichen" finden sich nicht selten auf Stirn, Nase und Kinn. Solche Kinder mögen auch meist nicht sonderlich gern in die Luft geworfen zu werden, weil die Unsicherheit negative Emotionen weckt, die später bis zur Höhenangst reichen können. Auf dem Spielplatz sind sie dann eher zurückhaltend, das Klettern macht nicht so viel Spaß, auf den elterlichen Schultern halten sie sich krampfhaft fest und auch beim Rutschen greifen sie immer noch nach der sichernden elterlichen Hand.

Andere wiederum lassen sich von kleinen Blessuren nicht unterkriegen und bekommen von ihrer neu gewonnenen Bewegungsfreiheit nicht genug. Um den vermehrten Stürzen dann Herr zu werden, rüstet man sie mit einem kleinen Sturzhelm aus.

Nicht selten macht das Treppensteigen Probleme. Das abwechselnde Fußsetzen bereitet noch große Schwierigkeiten, das Gangbild kann auffällig sein und bei längerem Laufen ist das „sich Tragen lassen" immer noch die bessere Alternative.

Wegen der großen Streubreite der Kleinkindentwicklung hört man oft „... das wird sich noch verwachsen". Dann kommt vielleicht noch „... schließlich ist das Kind auch nicht gekrabbelt und kann nun doch Treppen steigen".

Dem Argument des „sich Verwachsens" kann man dann auch kaum etwas entgegensetzen. Wer hat schon entsprechende langfristige Erfahrungen und dann darüber eventuell auch noch Buch geführt?

Unserer Erfahrung nach sollte man den Ausdruck „das verwächst sich" nicht mehr verwenden, weil sich fast nichts verwächst bzw. ohne äußeren Einfluss ändert. Eine Ausnahme machen dabei jedoch – zumindest meist – X- oder O-Beine (jedenfalls in der Regel), aber auch hier beeinflusst die motorische Aktivität (sowie das Körpergewicht) die Form.

Andererseits hat sich eine überwiegend abwartende Haltung in der Kinderheilkunde – von wichtigen Ausnahmen abgesehen – durchaus bewährt und gehört zu den Grunderfahrungen in der Pädiatrie. Die natürlichen Stabilitäts- und Abwehrmechanismen sind besonders bei Kindern aktiv und machen ein gezieltes Eingreifen nicht immer erforderlich. Ein Kollege brachte dies scherzhaft so zum Ausdruck: „Die Aufgabe des Therapeuten besteht unter anderem darin, den Patienten so lange hinzuhalten, bis sich die Natur selber hilft". Da selbst bei kleinen KISS Kindern meist ohnehin kein sofortiger Handlungsbedarf besteht (abgesehen von Schreibabys), hat man so 4-6 Wochen Zeit zum „Beobachten".

Zu beachten ist, ob sich auffällige Symptome verändern bzw. mit zunehmendem Alter sich in andere Bereiche verlagern. Daher gilt: Auffällige Befunde sind immer kontrollbedürftig!

4.2.2 Die Sprachentwicklung

Die Silbenverdopplung gegen Ende des ersten Lebensjahres gelingt bei den meisten noch problemlos, da das Üben mit weniger schweren „Wörtern" wie la-la, ma-ma, muh-muh, pa-pa usw. schon längst begonnen hat. Die Sprache entwickelt sich sozusagen von vorn nach hinten, also von den Lippen in Richtung Schlund. Spannend wird es dann mit kniffligeren Wortschöpfungen, die auch /k/, /t/ und /z/ oder /sch/ oder später auch Konsonantenverbindungen wie /tr/ oder /st/ enthalten. Wegen der erhöhten Anforderungen an die Mund-, Zungen- und Lippenkoordination muss fleißig vor- und nachgesprochen werden.

Mit zwei Jahren erwartet man dann Zwei-Wort-Sätze wie „Luise trinken". Zwischen dem dritten und vierten Geburtstag sollte Luise schon die Ich-Form benutzen und ein „Ich hab' Durst" herausbekommen.

Gelingt das nicht ausreichend so hört man dann später statt „Mir ist kalt am Kopf" eventuell ein „Mir ist talt am Topp". Nicht selten ist die Sprache so undeutlich, dass nur Eingeweihte wissen, was gemeint ist und schwierigere Worte gänzlich vom Kind vermieden werden. Das hat letztlich auch Auswirkungen auf den Wortschatz. Dabei war die mangelnde Koordination im Kau-Kieferbereich schon lange auffällig. Das ständige Spucken ist zwar wie auch das Sabbern schon längst verschwunden, aber die Sprache ...!

Selbstverständlich muss man bei Kindern mit Sprachstörungen auf das Gehör achten und hier gegebenenfalls Kontrolluntersuchungen in der Pädaudiologie oder beim Ohrenarzt (Testung des kindlichen Gehörs bei unterschiedlichen Tonfrequenzen) durchführen. Doch das ist meist in Ordnung. Auch ist mangelndes und undeutliches Vorsprechen nicht immer der Grund für derartige Schwierigkeiten. Der Begriff Koordination begegnete den Eltern ja schon früher, nur in anderem Zusammenhang.

Kinder mit Sprachentwicklungsverzögerungen haben (fast) immer Defizite im motorischen Bereich. Letztendlich ist das empfindliche Zusammenspiel von Lippen, Zunge, Schlundmuskulatur und Kehlkopf eine feinmotorische Leistung. Ein Stichwort unter anderen ist Rhythmusgefühl. Viele Logopäden setzen immer häufiger Musikinstrumente in Verbindung mit Bewegung und Sprache bei der Förderung ihrer Patienten ein. Lernspiele wie „Der Plumpssack geht um" sind im Kindergarten sehr beliebt und besitzen daher besondere Bedeutung. Ein Laufspiel mit ähnlichem Effekt ist: „... und 1 und 2 und 3 und 4 und vor, zurück, zur Seite, ran"

Die positiven Effekte der Beseitigung von funktionellen Störungen des oberen Wirbelsäulenpols auf die Sprachentwicklung ergaben sich eher zufällig als Eltern zum Kontrolltermin immer wieder über unerwartete Verbesserungen der Sprachstörungen bei ihren Kindern berichteten.

Letztlich bemerken auch mehr und mehr Logopäden diese Wechselwirkungen (als Therapiehindernis) und schicken entsprechend auffällige Kinder mit der Frage einer begleitenden Halswirbelsäulenproblematik zur Untersuchung.

Nur für Neugierige

Die Kombination von Sprache und Bewegung funktioniert natürlich auch anders herum. Viele Erwachsene erinnern sich sicherlich an ihre ersten Tanzstunden. Der Walzer war dabei von einem obligatorischen eins, zwei, drei, eins, zwei, drei begleitet. Der 3/4 Takt unterlegte das Ganze dann musikalisch. Um später auf der Tanzfläche eine gute Figur abzugeben beginnen manche Männer dann mit dem leisen Wiederholen der „Zauberformel", um schneller den richtigen Rhythmus zu finden, ich gehöre auch dazu. Weitspringer animieren das Publikum im Stadion mit rhythmischem Klatschen um beim Anlauf die richtige „Taktfrequenz" zu treffen.

Durch intensives und langjähriges „Schnullern" oder Nuckeln am Daumen entwickelt sich nicht nur ein offener Biss mit Verformung des Oberkiefers. Die schweren Schnullerketten tun ihr übriges. Durch Veränderung der Zungenmotorik (Hineinpressen der Zunge) ergeben sich nicht selten auch Sprechfehler (Lispeln). Umgekehrt gelingt es dem Kind, die Körperspannung durch Nuckeln zu modifizieren und eine niedrigere Körperspannung zu kompensieren. Oft kann man mit einer Mundvorhofplatte hier sinnvoll Abhilfe schaffen.

4.2.3 Feinmotorik und Kraftdosierung

Eine Störung der Feinmotorik macht sich meist erst später bemerkbar, auch wenn Vorboten einer solchen Problematik (Turm bauen, basteln) schon eher nachweisbar sind. Diese gehen aber im Rahmen der Streubreite der Kindesentwicklung oft unter. Am ehesten wird noch die Ungeschicktheit (oder Abneigung) beim Malen oder beim Essen mit Besteck zu sehen sein. Auch das Zähneputzen ist beim älteren Kleinkind noch immer eine Herausforderung.

In Verbindung mit grobmotorischen Entwicklungsverzögerungen (Dreiradfahren) wird dann im Kindergarten schon eher mal der Hinweis kommen, dass der Junge oder das Mädchen seinen Altersgenossen etwas hinterher hängt. Kinder, die ihre Kraftdosierung nicht richtig einschätzen können, gelten häufig als grob, haben noch immer Probleme beim Turmbauen, brechen Buntstiftspitzen schnell ab ... In der Turngruppe sind sie mit vollem Einsatz dabei, wirken jedoch etwas ungeschickt. Manche Eltern berichten über eine relative Schmerzunempfindlichkeit ihrer Kinder, andere wiederum wissen, dass ihr Schützling besonders empfindlich auf Hautreize (Unterwäsche, Strumpfhose) reagiert. Dies kann dann bis zur Ablehnung von körperlichen Kontakten (in den Arm nehmen oder Drücken) führen.

Erfahrungsbericht

... vor einigen Wochen war ich mit meinem Sohn Leo bei Ihnen. Bei der Untersuchung haben Sie festgestellt, dass die Halswirbelsäule und das Becken funktionsgestört waren und das Ganze „repariert". Ein Zitat von Ihnen war „das ist so, als hätten Sie einen Wagen mit 400 PS-Motor und wären ihn bis dato mit angezogener Handbremse gefahren". Hm. Jetzt fahre ich also meinen 400 PS- Wagen ohne Handbremse. Ich kann Ihnen gar nicht sagen, wie oft ich in den vergangenen Wochen meine gesamten Küchenschränke wieder einräumen, meinen Sohn vom Küchentisch oder ähnlichen Höhen retten und ihn am „Absaufen" im Rhein hindern musste, weil ich einfach diese Geschwindigkeit von ihm nicht kenne. Wenn ich ihn montagmorgens mit in meine Turnhalle nehme, um meine Matten auszulegen, muss ich jede Matte mindestens viermal neu hinlegen, weil Leo einfach schneller ist.
Aber Scherz beiseite, obwohl ich vorher kein wirklich unzufriedenes und auch kein Schreikind hatte, hat sich einiges verändert. Er ist wie schon erwähnt fixer, ausdauernder und sichtbar beweglicher. Plötzlich liebt er sein Bobby Car, geht aus dem Vier-Füßlerstand direkt in den aufrechten Stand (statt wie sonst zu den Gegenständen XY zu krabbeln, um sich hoch zu ziehen) und ist quasi den ganzen Tag in Bewegung. Er ist wesentlich ausgeglichener und fröhlicher. Was mir besonders Freude macht ist aber, dass mein Würmchen endlich schmusen mag, sich trösten lässt und uns nicht mehr sofort wegdrückt, wenn man sich ihm kuschelnder Weise nähert.

4.2.4 Haltungsstörungen

Die Haltungsproblematik bei hypotonen Kindern wurde ja schon im Kapitel muskuläre Hypotonie besprochen.
Haltungsstörungen sind im Kleinkindalter nur schwer diagnostizier- bzw. verwertbar, da sich der Bewegungsapparat erst im Alter von etwa fünf Jahren der Schwerkraft ausreichend angepasst hat. Bei genauer Betrachtung des Kindes findet man (bei KISS I Kindern) noch die Schiefhaltung des Kopfes, der nach wie vor in eine Richtung geneigt

ist. Auch ist eine Gesichtshälfte noch immer etwas kleiner. Die Hinterhauptabplattung ist durch die Haarpracht verdeckt und lässt sich nur noch erahnen. Ein Blick ins Fotoalbum mit Säuglingsbildern lässt jedoch kaum einen Zweifel an dem Ursprung dieser Fehlhaltung zu.

4.2.5 Die Händigkeit

Die Entwicklung der Händigkeit (also Rechts- oder Linkshänder zu werden) vollzieht sich mit zwei bzw. drei Jahren. Dabei hat sich die Mindermotorik einer Körperhälfte weitestgehend ausgeglichen. Nur wenn es schwierig wird, kann man gelegentlich hier und dort noch Reste einer alten Problematik beobachten. War ein Kind im Säuglingsalter linkskonvex und hatte demzufolge eine Vorzugsseite links (mit verbesserter Arm- und Handmotorik links), dann ist bei einem genetisch „vorprogrammierten" Rechtshänder durchaus zu erwarten, dass es auch hier nicht ganz einfach wird.

Nur für Neugierige

In den letzten Jahren beobachten wir immer häufiger, dass KISS/KIDD Kinder Probleme in der Lateralisierung (Dominanz der Hirnhälftenentwicklung) für paarig angelegte Sinneseindrücke haben. Einfache Tests, wie durchs Schlüsselloch schauen (dominantes Auge?), am Herzen hören (dominantes Ohr?), mit dem Zeigefinger die Nasenspitze berühren (welche Hand?) können da helfen. Nicht selten sieht man insbesondere beim letzten Test wie die Kinder erst überlegen müssen oder gar mit beiden Händen beginnen. Ein Vater reagierte darauf scherzhafter Weise: „... wir wissen, dass Lutz eine lange Leitung hat". Bei geschicktem Einsatz beider Hände kann man die Kinder durchaus mit rechts schreiben lassen (das Schriftbild ist in unseren Breiten schließlich für Rechtshänder ausgelegt). Allerdings beinhaltet eine sinnvolle Förderung dann den Einsatz beider Hände wie beim Handball, Klavier oder Schlagzeug spielen etc. Bei älteren Kindern berührt die Lateralitätsentwicklung auch die Raumvorstellung bzw. das Denken. „Wie rum soll ich mich drehen?", „äh, wie jetzt?" sind häufig gestellte Fragen. Eventuell fällt auch auf, dass das mit der rechten Hand gemalte Haus den Schornstein auf der linken Dachseite hat oder das ganze Haus linksperspektivisch „konstruiert" ist.

4.2.6 Zusammenfassung

Zusammenfassend kann man sagen, dass bei (ehemaligen) KISS Kindern die Kleinkindentwicklung weniger auffällig verläuft und sich insbesondere die Motorik anzugleichen scheint. Frühere Symptome verschwinden (wie die C-Haltung) andere (wie die Schiefhaltung des Kopfes) bleiben evt. bestehen. Restauffälligkeiten gehen meist in der

„Streubreite der normalen Kindesentwicklung" unter. Dennoch bleibt die Organisation des motorischen Systems nicht optimal und zwingt durch die sich nun weiter entwickelten Bereiche andere Wahrnehmungssysteme zur Kompensation.

Erst im Vorschul- bzw. Schulalter werden die Anforderungen an das Kind derart komplex, dass KISS-Kinder wieder vermehrt auffallen können.

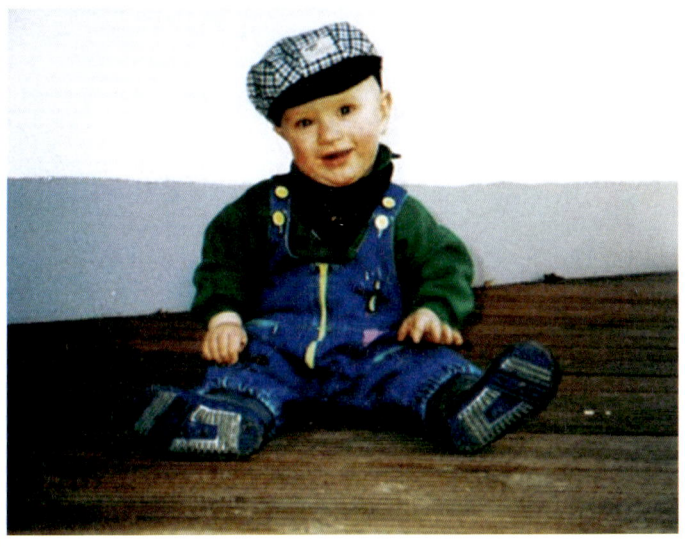

Die Kopfschiefhaltung fällt sicher jedem gleich auf und eventuell auch die Gesichtsasymmetrie oder der noch „feuchte Mund", doch wie ist es mit der Fußhaltung?

5. Die Funktionsstörung der (Hals-) Wirbelsäule

Was ist denn nun eigentlich bei den Kindern nicht in Ordnung?

Bisher wurde nur von Verspannungen und Funktionsstörungen der (Hals-)Wirbelsäule und von irgendwie und irgendwo gesprochen. Mancher hat vielleicht sogar etwas von Aus- oder Einrenken der Wirbelsäule gehört.

5.1 Hintergrund

Eine Schulter kann eingerenkt werden, wenn der Oberarmkopf aus dem Gelenk gerutscht ist.

Träfe dies auf die obere Halswirbelsäule zu, so wäre eine derartige Verletzung in der Regel nicht mit dem Leben vereinbar. Doch was passiert dann dort oben?

Wir sprechen von Blockierungen der Wirbelgelenke, wobei die Reizung von unterschiedlichsten Strukturen (Muskulatur, Bänder, Nerven, Gelenkkapsel u.a.m.) zu einem „Verzurren" von einzelnen Wirbelgelenken führt und die so betroffenen Bereiche ruhig gestellt bzw. geschont werden. Man kann sich das vereinfacht wie eine Kette vorstellen, bei der zwei benachbarte Glieder miteinander verbacken sind. Ganz so einfach ist das natürlich nicht, und selbst unsere Fragen sind dabei noch längst nicht alle beantwortet.[4]

Dieses „Verzurren" von Teilbereichen lässt sich durch Fühlen und Abtasten der entsprechenden Areale erkennen und differenzieren. Nicht zuletzt wegen des „besonderen" Einsatzes der Hände als Diagnose- und Behandlungselement wird dieser Teilbereich auch Manuelle Medizin oder Chirotherapie genannt.

Da die (Hals-)Wirbelsäule unterschiedliche Bewegungsrichtungen zulässt, können diese auch verschieden gestört sein. So hängt beispielsweise die Drehbewegung des Kopfes mit der Seitneige zusammen (Rechts-/ Links-Ebene). Dies führt bei- KISS I Kindern zur Kopfdrehung in die „freie" Richtung (wie bei Peter nach rechts) und zu einer Seitneigung in die „freie" Richtung (hier nach links). Der Kopf wäre also bei unserem Beispielkind nach rechts gedreht und nach links geneigt. Umgekehrt hätte Peterle Schwierigkeiten, den Kopf nach links zu drehen oder nach rechts zu neigen und vermeidet dies daher mit entgegengesetzter Haltung.

---

[4] Die Ursache der Gesichtsasymmetrie bei KISS I Kindern ist bis heute nicht geklärt.

Bei typischen KISS II Kindern ist dagegen die Drehbewegung (und Seitneige) des Kopfes eher unauffällig. Sie haben ihre „Sorgen" mit der Vorbeuge des Kopfes (also Vorn- / Hinten-Ebene) und überstrecken sich. Letztlich können auch beide Ebenen (teil-)gestört sein und entsprechende Muster entwickeln.

Es sei nochmals angemerkt, dass die meisten Kinder eine Kombination aus KISS I & II aufweisen und somit eine kombinierte KISS Problematik aufweisen.
Ein wichtiges Stichwort ist Ruhigstellung und Schonung. Kommt es beispielsweise im Rahmen eines (Geburts-)Traumas zu einer Überbelastung der Wirbelsäule, so macht deren Schonung für einige Tage durchaus Sinn. Solche „Ruhigstellungen" bestimmter Abschnitte der Wirbelsäule kommen sicher häufiger vor als wir annehmen. Genauso wie sie entstehen, lösen sie sich auch wieder – zumindest meistens. Untersuchungen aus den 70er und 80er Jahren haben gezeigt, dass etwa 1/3 aller Neugeborenen solche Blockierungen aufweisen. Nun gibt es jedoch auch Kinder, bei denen sich diese Verspannung nicht von selbst löst. Gründe dafür könnten die Art und der Grad des Traumas sein, es spielen sicher auch geschlechtsspezifische und genetische Faktoren eine Rolle. Löst sich diese Verspannung nicht rechtzeitig oder überhaupt nicht, wird die Schonhaltung nach und nach zum eigentlichen Problem, das Baby reagiert und entwickelt Symptome. Ein Kind reagiert stärker und hat bald ausgesprochen deutliche Auffälligkeiten, ein anderes reagiert weniger und man findet nur diskrete Zeichen einer solchen Problematik. Wir gehen momentan von 5-8 % aller Babys aus, die eine mehr oder minder starke KISS Problematik entwickeln. Dies sind jedoch Schätzwerte, da es keine zuverlässigen Erhebungen zu diesem Thema gibt.

Ein kleiner Teil der Kinder weist auch eine Spontanheilungstendenz auf. So berichtete ein Elternpaar über eine deutliche Schreckreaktion ihres ausgeprägt symptomatischen Mädchens auf ein lautes Geräusch. Das Kind zuckte kräftig zusammen und schrie dann auf. Von nun an konnte sie den Kopf in beide Seiten drehen, auch die Motorik besserte sich schnell. Da ohnehin eine Vorstellung in der Praxis vorgesehen war, konnte ich letztlich nur bestätigen, dass sich zwar noch „Spuren" der Symptomatik fanden, die Wirbelsäule jedoch völlig unauffällig war. Zahlreiche Verspannungen der Halswirbelsäule sind also gar nicht so hartnäckig wie man vermuten sollte. So kommt es auch vor, dass sich solche Funktionsstörungen schon bei der Untersuchung des Kindes lösen.

5.2 Der Stellenwert der oberen Halswirbelsäule im Gesamtsystem

Warum kann nun eine Verspannung am Hals solche Konsequenzen haben?

Die Wirbelsäule besitzt nicht nur Stütz-, Halte-, Bewegungs- und Schutzfunktionen, sondern ist auch für wichtige Wahrnehmungsinformationen verantwortlich. Ein kleines Experiment kann dies sicher am besten veranschaulichen. Bitte strecken Sie das aufgeschlagene Buch eine Armlänge von sich weg und führen es dann langsam von oben nach unten und wieder nach oben. Sie sollten versuchen zu lesen ohne den Kopf zu bewegen. Stimmt, es fällt Ihnen schwer oder klappt nicht.

Nun die Gegenprobe. Halten Sie das Buch wieder mit gestreckten Armen vor sich und bewegen Sie nun den Kopf langsam auf und ab und versuchen Sie zu lesen. Richtig, es klappt. Im ersten Fall reichten die Informationen des Auges allein nicht aus um die Bewegung zu kompensieren. Erst mit den kombinierten Sinneseindrücken aus dem Nacken war dies dann möglich.

Nur für Neugierige

Um einen Einblick in die „Natur" der oberen Halswirbelsäule zu erhalten macht ein kurzer Ausflug in deren Entstehungsgeschichte Sinn.

Die im Wasser entstandenen Wirbeltiere besaßen eine relativ ungegliederte Wirbelsäule, die ohne Gelenk fest mit dem Kopf verbunden war. Diese Konstruktion ist bei Fischen weitestgehend erhalten geblieben. Da hier Kopf und Körper eine funktionelle Einheit bildeten, konnten Orientierung und Gleichgewicht etc. allein von den im Kopf angesiedelten Sinnesorganen gesteuert werden. Kopfstellung war ja gleich Körperstellung. Mit der zunehmenden Entwicklung einer gelenkigen Verbindung zwischen Kopf und Rumpf (Kopfdrehung an Land, Nahrungsaufnahme) wurde es notwendig, Informationen über die Kopf-Körperstellung zu erarbeiten und diese zu verrechnen. Diese Aufgabe fiel im Wesentlichen der Kopfgelenksregion zu.

Außerdem mussten alle Werte auch noch mit den anderen Sinneseindrücken zusammengeführt, verarbeitet und ggf. auch beantwortet werden. Dafür fand sich Platz im Großhirn, dieser Prozess wird Integration genannt. Daher spricht man bei Störungen, die auf dem Weg zwischen der Reizwahrnehmung (Sensorik) und der Reizantwort (z. B. Motorik) liegen, von senso-motorischen Integrationsstörungen.

Wenn nun aber dieses Wahrnehmungs- und Bewegungssystem nicht richtig funktioniert, wird das mehr oder minder starke Auswirkungen haben.

Ein Erwachsener wird den Ausfall von Informationen kompensieren können oder seine lokalen oder entfernten Verspannungen führen ihn zum Arzt. Kinder und Jugendliche haben es da schon etwas schwerer – siehe Teil II.

Beim Säugling sieht das ganz anders aus. Er ist in mehrfacher Hinsicht auf ein optimal funktionierendes Bewegungssystem angewiesen. Zum einen sind die anderen Wahrnehmungssysteme noch wenig entwickelt, hier sei nur an das Orten von Geräuschen oder das Sehen erinnert. Das Kind hat also nicht jene Kompensationsmöglichkeiten Erwachsener.

Zum anderen lernen (und programmieren) Babys in besonderem Maße durch und über die Bewegung. Dinge werden angefasst, abgetastet, zum Mund geführt und hier mit der Zunge und den Lippen erforscht. Später bietet das Drehen auf den Bauch ganz neue Perspektiven. Wie oft berichten gerade Eltern von motorisch entwicklungsverzögerten Kindern, wie unzufrieden die Kleinen sind, da sie gerne entdecken möchten und neugierig Kontakt suchen aber dann immer wieder an der eigenen Unbeweglichkeit scheitern.

6. Bausteine der motorischen Kindes-entwicklung

Ein ganz wesentlicher Aspekt ist das Erlernen und Abspeichern von zielgerichteter Bewegung sowie die Durchsetzung von Bewegung und Haltung gegen die Schwerkraft. Dabei besitzen Gleichgewichtstraining und Koordination besondere Bedeutung.

Damit sich bei unserem Nachwuchs alles richtig entwickelt setzt Mutter Natur auf unterschiedliche Mechanismen, von denen uns in diesem Zusammenhang 3 wesentliche Bausteine interessieren sollen.

Das sind:

– die Reflexe
– die Spontanmotorik
– die „Pflege" durch die Eltern

6.1 Das Neugeborene – ein Reflexwesen?

Jedes Neugeborene ist mit einer Fülle von Reflexen versorgt, die zum einen die Überlebenschancen verbessern, zum anderen jedoch auch Anstöße für die sich erst entwickelnde Spontanmotorik geben. Liegt das Neugeborene beispielsweise in Bauchlage, so kann es immerhin den Kopf nach rechts oder links wenden, um die Atemwege freizuhalten. Ein anderer Reflex ist der Saugreflex, der in Verbindung mit dem Schluckreflex dem Baby das Erlernen der ersten Nahrungsaufnahme erspart und bereits wichtige Muster der Sprachanbahnung trainiert.
Ein Teil dieser Reflexe kommt nur beim Neugeborenen bzw. jungen Säugling vor, man nennt diese auch „Primitivreflexe" (obwohl sie ganz und gar nicht primitiv sind – wir nennen diese Gruppe „angeborene Fremdreflexe"), andere bestehen lebenslang.
Andererseits ist das Nervensystem schon zu ganz außerordentlichen Leistungen fähig, weswegen ein Neugeborenes ganz und gar nicht ein Reflexwesen darstellt.

6.1.1 „Angeborene Fremdreflexe" (auch frühkindliche Reflexe / Primitivreflexe genannt)

„Angeborene Fremdreflexe" werden in einer bestimmten Reihenfolge nach und nach durch die sich entwickelnde Hirnfunktion bzw. Spontanmotorik integriert. Dabei spielen jedoch sicher auch andere Faktoren eine wichtige Rolle. Die zeitliche Abfolge des „Erlöschens" dieser Reflexe sichert u.a. die motorische Entwicklung in Richtung Vertikalisation. Mit anderen Worten bezieht die sich entwickelnde Spontanmotorik die bis dahin noch ausgeprägten Reflexbewegungen zunehmend mit ein und integriert diese. Der bekannteste „angeborene Fremdreflex" ist der Moro-Reflex. Er ist eine „Schreckreaktion" und wird beim jungen Säugling nicht selten bei Lagerungswechsel, beim Hinlegen usw. ausgelöst. Dabei werden dann die Arme ausgebreitet und die Beine gestreckt. Da dieser „Reflex" jedoch schon zum Zeitpunkt der Geburt veränderbar ist und Wechselwirkungen mit anderen Reflexen und Raum- Lagebeziehungen bestehen, sprechen wir von einer Moro-Reaktion.

Andere frühkindliche Reflexe sind der ATNR (asymmetrisch tonischer Nackenreflex – abgeschwächt in den ersten Lebenswochen normal) und der Babkin-Reflex (Druck auf die Handinnenflächen führt zur Öffnung des Mundes – bis ca. zum zweiten Lebensmonat). Um nur einige zu nennen.

Nur für besonders Neugierige

Eigentlich sollten „Primitivreflexe" besser „angeborene Fremdreflexe" genannt werden, da sie ein Leben lang aktiv in die Globalmotorik einbezogen sind. Der zunehmende Einfluss beispielsweise der Hirnrinde führt zu ihrer Integration in die Ziel-, Stütz- und Haltemotorik. Mit Ablauf der Waltezeit wird ein „Primitivreflex" in eine Reaktion umgewandelt oder unterdrückt. Manche angeborenen Fremdreflexe bestehen jedoch ein Leben lang unverändert fort.

Die Bedeutung der angeborenen Fremdreflexe war lange Zeit unklar. Vor einigen Jahren rückte eine Hypothese immer mehr in den Vordergrund, nach der die Schwangerschaft unserer Vorfahren eigentlich 12 Monate gedauert haben könnte. So hatte der Moro-Reflex möglicherweise die Aufgabe, bei plötzlichen Bewegungen der Mutter (wie z.B. Flucht) die Leibesfrucht vor gefährlichen Drehungen in der Gebärmutter zu bewahren. Durch Auslösen dieses Reflexes konnte sich das Ungeborene so besser verkeilen und seine Lage sichern. Auch ein anderer Fakt spricht für diese Theorie. Die Vorverlegung des Geburtstermins beim Neuzeitmenschen erscheint durchaus sinnvoll. Einerseits nahm der Kopfumfang beim Menschen wegen des Platzbedarfs des Gehirns immer mehr zu. Andererseits veränderte sich auch die Beckenanatomie der Frau mit „Einführung" des aufrechten Ganges in Richtung Verengung und damit Stabilität. Beides führte zu einer zunehmend ungünstigen Becken- / Kopf-Relation, so dass die vorzeitige und unreife Beendigung der Schwangerschaft eine logische Konsequenz des Evolutionsprozesses darstellen würde. Die „explosionsartige" Umfangszunahme des kindlichen Kopfes nach der Geburt hält dann auch ca. drei Monate an. Immerhin nimmt der Kopfumfang in dieser Zeit um etwa fünf cm zu. Daher wird auch verständlich, dass einseitige Lagerungen des Kopfes in dieser Zeit zu ausgeprägten Schädeldeformierungen führen können. Zeichen der höheren Organisation des zentralen Nervensystems im Mutterleib sind beispielsweise Reaktionen auf Geräusche und das Daumenlutschen.

Darüber hinaus können schon junge Babys via sog. Spiegelneurone (Nervenknoten) vorgemachte Bewegungen nachahmen. Diese Fähigkeit bleibt zeitlebens erhalten, weswegen Ehepaare, die schon lange verheiratet sind, ähnliche Mimik und Gestik aufweisen. Auch bringen Schulkinder nicht selten die „Marotten" ihrer Freunde mit nach Hause. Man erinnere sich nur an die Reaktionen, wenn jemand gähnt.

Bestehen diese „angeborenen Fremdreflexe" länger als erwartet (über die sog. Waltezeiten[5] hinaus), so lässt sich vermuten, dass die normale Entwicklung des Säuglings gestört ist und altersgerechte Bewegungsmuster nicht aufgebaut wurden bzw. werden können. Meist kann man daraus schließen, dass die Hirnentwicklung nicht altersgerecht ausgeprägt ist. In den letzten Jahren haben wir jedoch gelernt, dass die Ursachen dafür nicht immer im Hirn liegen müssen. Dies gilt insbesondere für nur unvollständig integrierte Reflexe.

Im Laufe der Zeit hat sich abgezeichnet, dass KISS Kinder vermehrt Aktivitäten solcher „angeborenen Fremdreflexe" aufweisen. So findet man bei KISS II Babys gelegentlich persistierende Moro ähnliche Reaktionen, die die Kinder sehr empfindlich gegenüber Lageänderungen machen. Da jede Auslösung eines solchen Reflexes zu unangenehmen Begleitreaktionen (Angst) führt, werden diese Kinder Lageänderungen vermeiden. Das wirkt sich dann negativ auf die motorische Entwicklung aus. Der Grund für die vermehrte Aktivität angeborener Fremdreflexe bzw. für ihre mangelnde Integration ist jedoch eine Unsicherheit beispielsweise in Bezug auf das Raum – Lageempfinden infolge Wahrnehmungsstörungen. Hierher gehören Kinder, die nicht richtig sehen, nicht richtig hören oder fühlen. Daher greift der Organismus zur Absicherung seiner Motorik auf angeborene Fremdreflexe oder frühe Stufen der Reflexintegration zurück. Die Reflexe selbst sind „unschuldig", es gilt die Wahrnehmung zu verbessern und das Zusammenspiel der Wahrnehmung, der Motorik und des sich selbst Erlebens zu fördern.

---

[5] Die Waltezeit bestimmt den Zeitraum zwischen Geburt (40. SSWo) und dem physiologischen (normalerweise) Erlöschen eines „Primitivreflexes".

Nur für Neugierige

Bei KISS I Kindern kann man hingegen gelegentlich verlängert bestehende Reste des ATNR als „Pseudo-ATNR" beobachten. Dabei war lange unklar, ob es sich hier um 2 unterschiedliche frühkindliche Reflexe handelt oder der Pseudo-ATNR eine „Miniausgabe" des ATNR ist. Wir wissen heute, dass es keinen Pseudo-ATNR gibt und es sich um einen in Integration befindenden ATNR handelt. Hier kommt es bei Kopfdrehung beispielsweise nach rechts zur Armbeugung auf der Hinterkopfseite (also links). Der Arm auf der Gesichtsseite wird gestreckt gehalten und die Hand ist leicht geöffnet. Auch kann das gesichtsseitige Bein (hier das rechte) locker gestreckt sein. Der ATNR, auch Fechterhaltung (siehe weiter oben) genannt, sollte spätestens im 4./5. Lebensmonat integriert werden.

Selbst hier offenbart sich die enge Verknüpfung von Kopfhaltung und Extremitätenbewegung. Bleibt diese enge Kopplung (durch Zwangshaltungen) erhalten, hat das unmittelbare Auswirkungen auf die weitere Entwicklung der Spontanmotorik.

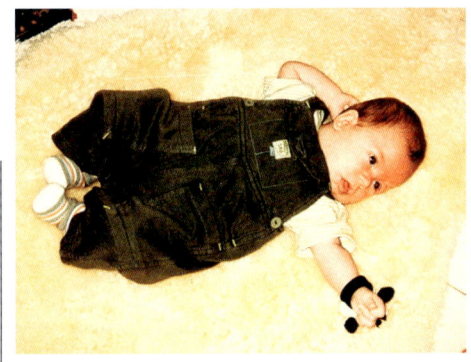

„Pseudo"-ATNR li, sog. Fechterhaltung bei einem 3 Monate alten Kind

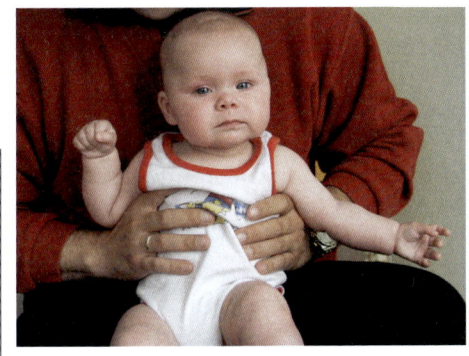

ATNR-ähnliche Reaktion links, bei einem 6 Monate alten Kind, man beachte die Faustungstendenz rechts

6.1.2 Bleibende Reflexe

Andere Reflexe koordinieren das Zusammenspiel von Muskeln und damit auch von Bewegungen, sie bleiben in der Regel längere Zeit aktiv, die meisten ein Leben lang.

Ein solcher Reflex liegt der frontalen Labyrinthstellreaktion zugrunde. Diese ermöglicht dem Kind ab etwa dem dritten Lebensmonat (und bei Erwachsenen) bei Seitkippung nach rechts oder links den Kopf immer in die Vertikale zu bringen. Ist die Halswirbelsäule funktionsgestört, wird bei KISS I Kindern die Seitneigung in eine Richtung nicht oder nicht richtig möglich sein und damit auch der Reflex verhindert.

Ein sich im Laufe der ersten Jahre abschwächender Reflex ist die Halsstellreaktion. Neigt man bei dem auf dem Rücken liegenden gesunden Säugling den Kopf beispielsweise nach links, so schwenkt das Becken auch nach links. Dreht man hingegen den Kopf passiv nach links, dann schwenkt das Becken normalerweise nach rechts.

Gelingt die Kopfdrehung/Seitneige beim Säugling nicht ausreichend oder gar nicht, so kann die Rumpfkoordination nicht ausreichend gebahnt werden und die darauf „angewiesenen" Komplexbewegungen (z. B. Drehen) werden nur unvollständig in das Bewegungsrepertoire übernommen. Auch fleißiges Üben (Krankengymnastik) kann solche Probleme nur kompensieren.

Zusammenfassend kann man annehmen, dass das Reflexgeschehen beim Säugling durch die (un-)gestörte Halswirbelsäulenfunktion mitbestimmt wird.

6.2 Die Spontanmotorik

Wie schon erwähnt kann sich der junge Säugling einerseits durch Reflexbewegungen über seine Möglichkeiten informieren, dazu benötigt er jedoch Anstöße (meist von außen) um diese Reflexe und Reaktionen auszulösen. Andererseits besitzt er auch die Fähigkeit zur Spontanmotorik, die anfangs für einige Bewegungen nur zufällig und planlos erfolgt. Nach und nach jedoch erfährt das Kind auch Rückinformationen auf zufällige Bewegungen. Sind diese positiv, wird das Kind diese Bewegung immer häufiger wiederholen und so einprogrammieren lernen. Sind diese negativer Natur wird sich das Kind bemühen solche zu vermeiden.

Ein gutes Beispiel ist der Beginn des „sozialen Lächelns", es setzt schon sehr früh beim jungen Säugling ein (und wird heute der Spontanmotorik zugeordnet). Ziel ist natürlich die Umwelt von sich zu überzeugen und freundlich zu stimmen bzw. die Mutter- / Vaterinstinkte seiner Eltern zu wecken. Auch das sicherte nicht selten das Überleben. Wird nun dieses kindliche Verhalten durch Zuwendung beantwortet, übt sich das Kind immer öfter darin und integriert es als festen Bestandteil seiner sozialen Entwicklung. Ebenso existieren auch Berichte, dass, wenn diese „Geste" wieder und wieder nicht beantwortet wird auch das Lächeln allmählich verschwindet.

Die ungezielte und zufällig ausgelöste Spontanmotorik wird also durch die Erfahrungen des Kindes mehr und mehr in eine gezielte Spontanmotorik umgewandelt. Dabei durchlaufen Säuglinge bestimmte Etappen,

für die sich der Begriff essentielle Bausteine eingebürgert hat. Diese
sind nur grob zeitlich gestaffelt und bauen eventuell aufeinander auf.
Dabei beginnt die motorische Entwicklung mit der Mimik und der
zunehmenden Kopfkontrolle. Bald wird dann auch die Kontrolle des
Schultergürtels im Unterarmstütz ermöglicht werden. Dieser wird
dann mit zunehmender Kraft und Rumpfkontrolle in einen Handstütz
übergehen, das Kind hat gelernt sich zu drehen. Die Becken- und Bein-
kontrolle wird demnach auch den Hand-Kniestütz und das Krabbeln
zulassen. Kompliziert wird es dann noch mal mit dem Stand. Hier
müssen nicht nur die Fußkontrolle mit dem Gleichgewicht, sondern
auch alle Teilbereiche und Teilmuster entsprechend der Schwerkraft
aufeinander abgestimmt werden. Und das bedeutet üben, üben, üben.
Wie selten uns diese „Beschäftigung" auffällt, wurde mir einst beim
Beobachten einer jungen Familie bewusst. Das wohl neun Monate alte
Mädchen nahm alle sich bietenden Gegenstände in die Hand und warf
sie weg. Die Eltern sahen darin sicher etwas Unanständiges und waren der Meinung nun (endlich?) erzieherisch eingreifen zu müssen. Da
sich unsere kleine Freundin von einem einfachen „nein" nicht bremsen
ließ, wurden die emsigen Eltern immer konsequenter und unterbanden
letztlich die Beschäftigung ihres Nachwuchses. Wie hätten sie wohl
gehandelt wenn sie wüssten, dass ihre Tochter doch nur die gezielte
Handöffnung trainierte?

Wird die Qualität der Spontanmotorik jedoch durch Ausweichmuster
bestimmt, so werden bestimmte Sequenzen bevorzugt, andere unterdrückt.
Bei KISS I Kindern steht hier die Rechts-/Links-Asymmetrie der Bewegung im Vordergrund. Ein Kind, das nur nach rechts schauen kann,
wird sich wahrscheinlich auch nur über rechts drehen, da die Kopfwendung das Drehen mit einleitet. Auch wird durch die Kopfwendung
nach rechts die rechte Körperhälfte gebahnt (vermehrt angesteuert)
und der Hand-Fuß-Augenkontakt rechts verbessert, was letztlich zu
einer Vorzugsseite rechts führt. Konsequenzen sind eine altersgerechte Entwicklung der Motorik auf der einen Seite und „Vergessen" und
Mindermotorik auf der anderen. Nach erfolgreicher Behandlung werden
die Extremitäten zunehmend gleich eingesetzt, nicht selten erfolgt die
Drehbewegung dennoch nur in eine Richtung. Hier verlassen die Kinder
ihre alte „Programmierung" kaum.
Bei KISS II Kindern steht meist die Bauchlageintoleranz im Vordergrund des Geschehens. Alles, was sich über die Bauchlage entwickelt,
wird zurückgestellt. Da diese Kinder nicht altersgerecht lernen sich
aufzustützen, rückt der Handstütz und später der Hand-Kniestütz in

weite Ferne. Um dennoch seine natürliche Neugierde zu befriedigen, entwickelt das Kind Ersatzmuster oder überspringt eine Entwicklungsstufe (sofort hochziehen in den Stand). Ein solches Ersatzmuster ist das Po rutschen. Hier wird das große Ziel der Vertikalisation über das Aufrichten aus der Rückenlage kompensiert. Dadurch kann gewährleistet werden, dass der Säugling trotz motorischer Defizite seine Aufgaben „meistert".

6.3 Die „Pflege"

Menschen kommen als „Traglinge" und nicht als „Lieglinge" zur Welt. Getragen werden bedeutet schon vom ersten Lebenstage an Informationen über die Schwerkraft zu erhalten (um diese einst zu überwinden). Getragen werden heißt „bewegt zu werden" und vorprogrammierte reflektorische Folgebewegungen zu erfahren. Bewegt werden heißt nicht verlassen zu sein. Viele gute Gründe sich also tragen zu lassen. Letztlich hat Mutter Natur für diesbezügliche Vorkehrungen bei uns Erwachsenen und auch bei unserem Nachwuchs gesorgt. Nehmen wir einen Säugling in den Arm fangen wir (nicht selten ganz entgegen unserer sonstigen Art) an uns hoppelnd, schunkelnd und zappelnd zu bewegen, sogar ohne dass es uns oder unseren Mitmenschen auffiele. Andererseits beginnt sich das Kind meist erst zu beruhigen, wenn wir mit dieser „Zeremonie" beginnen. Bloßes Hochnehmen reicht da nicht. Bewegt werden und beruhigen hat also ganz eng etwas miteinander zu tun. Unsere Evolution sichert so dem Kind Gleichgewichtsinformationen. Insbesondere junge Säuglinge sollten allerdings so gehalten werden, dass die physiologische Rumpfbeugung (Kyphose) erhalten bleibt.

Sicherlich verliert das Tragen unserer Kinder in der modernen Zivilisation an Bedeutung.
Vor Urzeiten – insbesondere im Rahmen der Stammeswanderungen – wurden die Kinder noch überall mit hingenommen. Auch das längere Ablegen war sicher nicht ganz ungefährlich. Für Raubtiere wären die Babys eine leichte Beute gewesen.
Rechnet man die tägliche Zeit zusammen in der sich die Säuglinge heutzutage in der Vertikalen befinden, so kommt man evtl. bei Schreikindern noch auf entsprechende „Tragezeiten".
Nun müssen die Kinder natürlich nicht nur lernen und brauchen neben ihrem Schlaf auch mal eine längere Ruhepause. So hat sich über die Jahrtausende eine nützliche „Erfindung" durchgesetzt.
Wann die ersten Wiegen gebaut wurden kann man sicher nur erahnen, möglicherweise ist „Baumschaukel" für die ersten Exemplare das

bessere Wort. Eine Wiege gehörte sicher aus mehreren Gründen zur Grundausstattung junger Familien. Zum einen schliefen die Kinder wohlbehütet an einem sicheren Ort, zum anderen nahm diese „Aufbewahrungsmethode" nicht viel Platz weg und erfüllte ihre Funktion – das Beruhigen des Kindes. Für Dauerschreier hatte man dann den Großvater, der das Wiegen via Strick am großen Zeh übernahm.

In modernen Kinderstuben ist meist alles anders. Das stationäre Kinderbettchen hat die Wiege schon fast vollkommen verdrängt. Einen gewissen Ausgleich schafft da die tägliche Tour mit dem Kinderwagen.

Wie schon der vorangegangene Abschnitt gezeigt hat, ist auch der soziale Kontakt für das Kind unerlässlich. Die ganzheitliche Reaktion auf Geräusche, Streicheleinheiten etc. bahnt unter anderem das Zusammenspiel von Information (Streicheln), Emotion (sich freuen, lachen) und Reaktion (z. B. ganz stillhalten oder quietschvergnügt strampeln).

Für KISS Kinder bedeutet dies, die Anstöße von außen auch nach der Behandlung gut zu dosieren. Dabei berücksichtigt man die schlechten Erfahrungen der Schützlinge und führt die Kinder behutsam an neue Bewegungsmuster heran. Die Bauchlage sollte beispielsweise nur so lange geübt werden, wie das Kind diese Position toleriert.

Nicht nur Essen und Trinken (oder beides in Einem) sichert überleben. Ein dritter Überlebensbaustein ist das Kuscheln. Zuwendung wie liebevolles Streicheln, liebevoller Augenkontakt oder liebevolles Ansprechen löst beim Kind (und der Bezugsperson) das Ausschütten von Bindungshormonen (u.a. Oxytocin) aus. Dieses „Kuschelhormon" vertieft die Bindung zu den Eltern, ist eine Grundlage für die spätere soziale Interaktion und überlebensnotwendig. Auch wenn Sie übermüdet sind, gestresst, eventuell auch „genervt" – lassen Sie nie die Kuscheleinheiten ausfallen – Sie werden dafür von Ihrem Kind belohnt!

7. Ursachen und besondere Risikofaktoren

Bei der Durchsicht der Karteien unserer KISS Kinder fallen zwei wichtige Besonderheiten auf. Jungen sind häufiger betroffen als Mädchen, das Verhältnis liegt etwa bei 60:40. Nun könnte das ja an der Struktur unserer Praxis liegen, doch wird diese Zahl auch von vielen Kollegen immer wieder bestätigt.

Darüber hinaus scheint es auch eine familiäre Häufung in Hinblick auf KISS-Folgeprobleme zu geben. Dabei lässt sich erkennen, dass insbesondere gleichgeschlechtliche Geschwister öfter auch KISS Kinder waren oder sind.

Wir kennen heute drei verschiedene und dennoch ähnliche Mechanismen, die zu einer derartigen Verspannung der oberen Halswirbelsäule bei Neugeborenen und Säuglingen führen können.

Dies sind:
– Zwangslagen in der Gebärmutter
– das Geburtstrauma
– Traumen nach der Geburt

7.1 Zwangslagen in der Gebärmutter

Man nennt sie in der Fachsprache auch intrauterine Zwangslagen (z. B. bei Platzmangel). Sie können bei allen Kindslagen vorkommen. Die bekannteste Fehllage ist sicherlich die Querlage. Da sich das Kind nicht dem eigentlich genug Platz bietenden längsovalen Raum der Gebärmutter angepasst hat, muss es sich nun der Enge fügen und wird dabei den Kopf zur Seite auf eine Schulter oder weit nach vorn gebeugt ablegen müssen. Da sich an dieser Position dann meist lange nichts ändert, kann man sich vorstellen, dass diese Stellung nicht ganz ohne Folgen für die Halswirbelsäule bleibt.

Ganz ähnlich verhält sich die Situation bei Mehrlingsschwangerschaften, da auch hier eine Raumnot besteht.

Aber besonders auch bei Beckenendlagen (und gelegentlich bei Schädellagen) kann das Köpfchen unglücklich abgelegt sein und sich in einer Zwangsposition befinden. Nicht selten berichten dann die Mütter, dass das Köpfchen die ganze Zeit hier oder dort gedrückt hat und selbst nach der Geburt am Kopf diese Druckstellen zu sehen waren. Ein KISS Kind mit intrauteriner Zwangslage kommt meist asymmetrisch zur Welt. Man erkennt schon die Gesichtsasymmetrie, der Kopf kann irgendwo abgeflacht sein, je nachdem wie die Lage war. Auch wird die C-Haltung sehr schnell sichtbar.

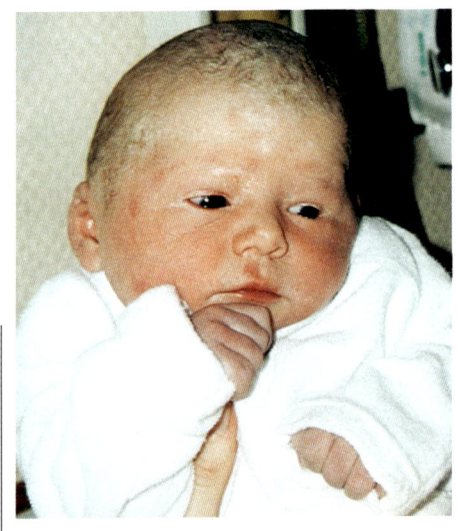

Neugeborenes (mit Gesichts- und Schädelasymmetrie)

Manche dieser (dann KISS I-)Kinder besitzen darüber hinaus eine Schwellung am Hals, der Kopfnickermuskel ist einseitig als kräftiger Strang tastbar. Dieser Muskel heißt auch Sternokleidomastoideus und kann unter der Geburt in Mitleidenschaft gezogen werden (Synonym: muskulärer Schiefhals). Er ist dennoch unter diesem Abschnitt aufgeführt, weil einige Zwangslagen des Kopfes schon vor der Geburt zu einer erhöhten Anspannung dieses Muskels führen können. Dabei gibt es sicherlich ein Wechselspiel zwischen Reizung der oberen Halswirbelsäule und Anspannung des Muskels. Wird dieser einseitig angespannte Muskel dann bei der Geburt noch zusätzlich überdehnt, so kann es hier zu Überlastungen (evtl. Einblutungen oder bindegewebigen Umwandlungen) kommen. Gewöhnlich versuchte man nach der Geburt den Muskel zu dehnen und behandelte mit Krankengymnastik. Aber trotz intensiven Übens behielten einige Kinder ihren Strang am Hals oder die Verspannung ging in eine wirkliche Verkürzung über, wobei Muskelgewebe in Narbengewebe umgewandelt wurde. Für diese dann schon Kleinkinder blieb oft nur noch eine Operation mit Durchtrennung dieses Narbenstranges (s. Kaiser Wilhelm II.) übrig.

Nach unseren Erfahrungen löst sich die Muskelverhärtung nach erfolgreicher Behandlung der Halswirbelsäule meist innerhalb kurzer Zeit auf. Auch hier hilft dann nicht selten die Krankengymnastik weiter (allerdings bitte ohne schmerzhafte Dehnung – eine Tortur für alle Beteiligten!). Dabei spielt natürlich der Zeitfaktor eine wichtige Rolle. Ist einmal das Muskelgewebe durch Narbengewebe ersetzt worden, kann keine noch so gute funktionswiederherstellende Therapie etwas ausrichten. Hier fallen die Würfel zwischen dem 12. und 36. Lebensmonat.

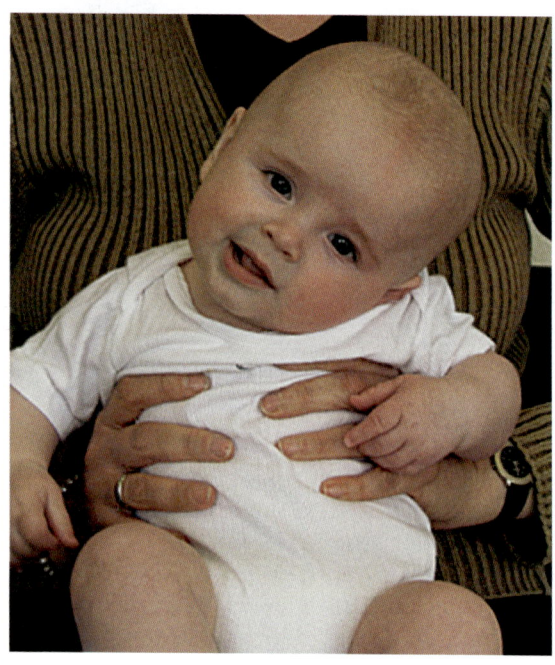

KISS I rechtskonvex mit Sternohämatom links

7.2 Das Geburtstrauma

Unter der Geburt wird die Halswirbelsäule (aber nicht nur die) sicher am häufigsten „geärgert". Grund dafür ist der nicht ganz einfache Geburtsmechanismus beim Menschen, der einerseits geburtshilflichen Beistand verlangt und andererseits durch zahlreiche Eventualitäten noch verkompliziert werden kann.

Da wir beim Menschen nunmehr zwei Geburtswege unterscheiden, sollten diese auch getrennt besprochen werden. Zuvor jedoch einige

Bemerkungen zur schwierigen Arbeit der Geburtshelfer. Schließlich wird von ihnen erwartet den geburtsmechanischen Konflikt zwischen Mutter und Kind auf möglichst sanfte aber sichere Art und Weise zu entschärfen. Dabei muss dann die Gratwanderung zwischen sanft und vorsichtig und angepasst zügig sicher absolviert werden.

Jede Geburt ist unabhängig vom Geburtsmechanismus mit Traumarisiken behaftet, auch die noch so gekonnte Geburtshilfe kann dieses Risiko nur minimieren.

7.2.1 Die vaginale Entbindung

Einer der Hauptrisikofaktoren bei der vaginalen Entbindung ist die Anwendung des Kristeller'schen Handgriffes. Dabei wird unter der Geburt wehensynchron auf den Bauch der Mutter gedrückt um das Tiefertreten des Kindes zu beschleunigen. Einige Geburtshelfer gebrauchen beide Fäuste, andere benutzen beide Unterarme und Ellenbogen um die Austreibungskraft zu verstärken. Der Kristeller'sche Handgriff war eigentlich für Mütter gedacht, die aufgrund zahlreicher Entbindungen und der damit verbundenen Abschwächung der Bauchmuskulatur kaum noch zu einer normalen Bauchpresse fähig waren. Hier war Hilfe von außen nötig, da sonst überhaupt nichts mehr ging. Dieses Manöver bei bretthart angespannten Bauchdecken von Erst- oder Zweitgebärenden anzuwenden, galt – freundlich ausgedrückt – als weniger optimal.

Wird die Mutter kristellert, so presst man das Kind über mögliche Geburtswiderstände hinweg und das Traumapotential erhöht sich. Vielleicht ergibt sich in den nächsten Jahren ein kritischerer Umgang mit diesem Manöver. Ähnlich sieht es mit verschiedenen vaginalen Handgriffen aus. Die besondere Gefährdung besteht darin, am kindlichen Kopf zu ziehen oder ihn beispielsweise bei der Entwicklung der Schultern (schwierige Schulterentwicklung, evtl. Schlüsselbeinfraktur?) zu kräftig zur Seite zu neigen. Dabei entstehen starke Hebelkräfte, die auch ernstere Verletzungen der Halswirbelsäule nach sich ziehen können.

Andere Risikofaktoren für eine geburtstraumatische Schädigung der Halswirbelsäule sind in ersten Linie ein erhöhtes Geburtsgewicht (> 4000 g) – heutzutage fällt eine Zunahme des Neugeborenengewichts auf, wobei eine vermehrt zuckerhaltige Kost in der Schwangerschaft eine Rolle zu spielen scheint –, eine kurze Austreibungsphase (alles ging eigentlich ganz schnell ...), Extremitätenvorlagen und -vorfälle, die hintere Hinterhauptslage und auch Entbindungen mit langer Geburtsdauer (> 24 h).

Ähnliches gilt entsprechend auch für die Anwendung von sog. Extraktionshilfen wie die Saugglocke oder Zange. Der Griff in den „Werkzeugkoffer" ist letztlich immer ein Zeichen, dass nicht alles nach Wunsch verlief. Andererseits kann jedoch gerade auch die instrumentelle und manuelle Geburtshilfe manche Gefahren abwenden oder minimieren helfen.

Wenn bisher nur besondere Risikofaktoren bei vaginaler Entbindung aufgeführt wurden, dann sollte eine Ausnahme gestattet sein – die komplikationslose Spontangeburt. Selbst wenn bei der Entbindung alles glatt ging, bleibt sie doch ein Risikofaktor, allerdings kein besonderer. Immerhin muss auch hier das Kind zahlreiche Widerstände und Klippen meistern ehe es das Licht der Welt erblickt.

7.2.2 Die Kaiserschnittentbindung (sectio caesarea)

Oft wird die Entbindung mittels Kaiserschnitt als „Spaziergang für Mutter und Kind" dargestellt. Die Kaiserschnitt-Rate steigt in Deutschland kontinuierlich an und nähert sich amerikanischen Verhältnissen. Gelegentlich ist dann der bei der Schnittentbindung anwesende Vater entsetzt, was da eigentlich passiert. Einerseits zählt der Kaiserschnitt zu den größten Operationen in der Frauenheilkunde und andererseits braucht man auch dann noch ziemliches Geschick, den Neuankömmling „aus dem Bauch zu fischen". Manchmal geht auch dies nicht ganz ohne „Werkzeug" ab. Dass die Sektio mit einer erhöhten Müttersterblichkeit einher geht, sei in Zeiten des Kaiserschnitts auf Wunsch nur am Rande erwähnt. Uns sollen hier vorrangig die Belastungen der kindlichen Halswirbelsäule interessieren und diese sind – wider Erwarten – nicht zu unterschätzen. Deutlich mehr als ein Drittel aller bei uns vorgestellten Kinder wurden per Kaiserschnittentbindung zur Welt gebracht, Tendenz steigend.

Zum einen muss nachgefragt werden, warum ein Kaiserschnitt durchgeführt wurde. Dabei ergeben sich nicht selten Konstellationen wie Zwillingsschwangerschaft oder Querlage, die für sich allein genommen schon Risikofaktoren darstellen.

Auf der anderen Seite entwickelten auch Kinder ohne Vorliegen von ersichtlichen Risikofaktoren (z.B. Wunschsektio) nach der Kaiserschnittentbindung eine KISS Symptomatik. Die besondere Belastung der kindlichen Halswirbelsäule resultiert dabei aus dem Geburtsmechanismus. Egal, ob das Baby am Kopf oder an den Beinen herausgezogen wird, es wird immer gezogen. Die Zugkraft erhöht sich insbesondere, wenn der Schnitt besonders klein gehalten wurde (kosmetische Kaiserschnitte) oder das Kind feststeckt.

Eine Zugbelastung der kindlichen Wirbelsäule ist bei vaginalen Entbindungen nicht vorgesehen. Die Natur hat alle erdenklichen Vorkehrungen für eine Druckbelastung der Halswirbelsäule getroffen und diese deshalb ganz speziell ausgestattet. Doch Ziehen war nicht eingeplant. Wahrscheinlich liegt hierin ein Grund, warum auch gerade Sektiokinder derartige Belastungen der Halswirbelsäule durchleben.

Kinder, die eine KISS aufgrund eines Geburtstraumas entwickeln, werden erst nach einigen Wochen auffällig und entwickeln entsprechende Symptome.

7.3 Traumen nach der Geburt (postpartale Traumen)

Nachgeburtliche Reizungen der Halswirbelsäule können direkt oder indirekt durch Operationen, eine frühzeitige Mittelohrentzündung oder durch notwendige Beatmungen in den ersten Lebenswochen hervorgerufen werden. Derartige Traumen liegen meist vor dem dritten Monat. Diese Kinder entwickeln ihre Asymmetrie relativ spät (bis ca. zur 12. Lebenswoche).

Die Entwicklung einer KISS Problematik nach dem dritten Monat ist äußerst selten und kommt eigentlich nur bei Frühgeburten vor. Ursache für die Dreimonatsgrenze ist das Einsetzen der Kopfkontrolle, die so auch eine Schutzfunktion für die Strukturen des Halses bietet. Entwickelt sich ein Schiefhals erst nach dem dritten Monat, so sollte das die Sinne für anderweitige Ursachen derartiger Fehlhaltungen schärfen.

Nur für Neugierige

Ein manualmedizinisches oder auch osteopathisches Neugeborenenscreening ist wenig sinnvoll, da sich einerseits bei zahlreichen Kindern innerhalb kurzer Zeit eine evtl. auftretende Kopfgelenksblockierung spontan löst. Andererseits kann sich diese auch erst in den Wochen nach der Geburt entwickeln.

Ein Arbeitskreis aus namhaften Kindermanualtherapeuten in Deutschland hat sich darauf verständigt, Säuglinge nur in Ausnahmefällen (z.B. Schreikinder) vor der sechsten Lebenswoche zu behandeln. Unnötige Untersuchungen stressen die Kinder und verunsichern die Eltern.

8. Die manualmedizinische Untersuchung und Behandlung

Der Termin zur manualmedizinischen Kontrolluntersuchung bei einem speziell ausgebildeten Arzt rückt näher. Das Kind sollte in den Tagen zuvor gesund gewesen sein, da eine diesbezügliche Untersuchung und Behandlung beim Fieberkind eine unnötige zusätzliche Belastung darstellt. Eine Terminverschiebung um zwei Wochen ist hier kein Problem.

Ähnliches gilt für eventuelle Vorbehandlungen der Kinder. Der Abstand zur Krankengymnastik beträgt etwa zwei Wochen, die letzte Behandlung der Halswirbelsäule sollte wenigstens vier bis sechs Wochen zurückliegen.

Die weitere manualmedizinische Diagnostik und Behandlung besteht aus mehreren Etappen.

- Erfassung der Vorgeschichte
- Untersuchung
- die Röntgenuntersuchung (in Abhängigkeit des Befundes)
- die Behandlung

8.1 Die Vorgeschichte und Untersuchung

In den meisten Arztpraxen erhalten die Eltern einen Anamnesebogen, der leicht auszufüllen ist. Hier wird zum Beispiel abgefragt, wie hoch das Geburtsgewicht war oder ob es Besonderheiten bei der Geburt gab. Zusätzlich werden das gelbe Vorsorgeuntersuchungsheft und mitgebrachte Fotografien des Kindes durchgeschaut.

Diese Vorbereitung hilft dem Arzt, das nachfolgende Gespräch zielgerichteter zu gestalten.

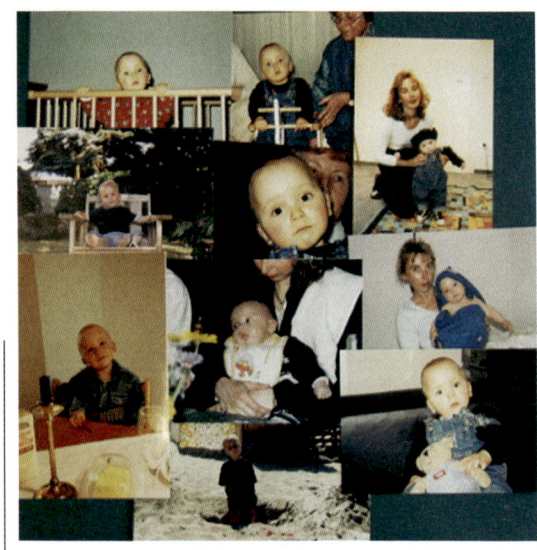

KISS I mit Kopfseitneige nach rechts

Nachdem dann alle Auftaktfragen besprochen wurden, erfolgt die ärztliche Untersuchung. In der Zwischenzeit hat der Untersucher das Kind intensiv beobachtet und hier oder da eventuell schon erste Hinweise für eine Problematik entdeckt.

Das Abholen des Kindes vom mütterlichen Schoß nehmen junge Säuglinge oft ohne zu murren hin, ihre älteren „Kollegen" beschweren sich da schon häufiger. Der weitere Ablauf gestaltet sich in jeder Praxis individuell. In der Regel werden unter anderem die altersentsprechende Entwicklung des Kindes, der Muskeltonus, die Haltung, die Reflexe, die Reaktionen auf verschiedene Lageveränderungen und die Intaktheit des Nervensystems überprüft.

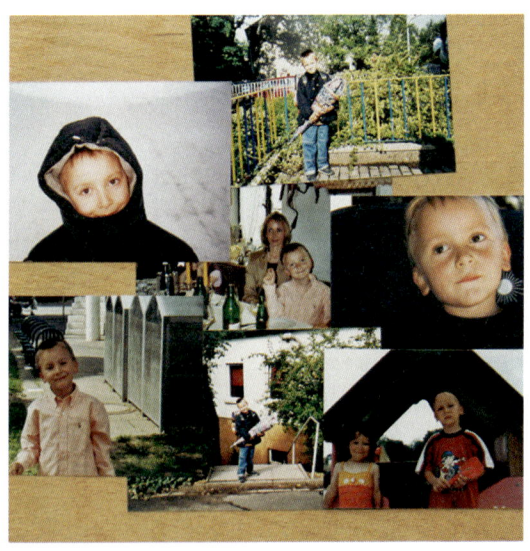

Kopfhaltung bei früherem KISS (links gedreht, rechts geneigt)

Dann folgt die eigentliche manualmedizinische Untersuchung des Bewegungsapparates. Hier entscheidet sich, ob das Kind Funktionsstörungen an der (Hals-)Wirbelsäule hat. Dabei wird auch das Becken mit untersucht. Kommt der Untersucher zu dem Schluss, dass das Kind behandlungsbedürftig ist, so wird er dies mit den Eltern besprechen und ggf. gemeinsam mit ihnen einen Aufklärungsbogen ausfüllen.

Nur für Neugierige

Die kinderärztliche Untersuchung kann auch ohne spezifische manualmedizinische Vorgehensweisen Hinweise für das Vorliegen von Funktionsstörungen der Wirbelsäule liefern.

Für KISS I (Störung in der Rechts-/Links-Ebene) eignet sich vor allem die frontale Seitkippung eines Säuglings, der älter als drei Monate ist. Das exakt am Becken gehaltene Kind sollte seitengleich den Kopf in die Vertikale bewegen (frontale Labyrinthstellreaktion). Gelingt dies auf einer Seite nicht, so ist hier eine Seitneigefunktionsstörung wahrscheinlich und bedarf einer weiteren Abklärung. Immerhin müssen Informationen der Augen, des Innenohrs und der Halswirbelsäule nicht nur zusammenpassen, sondern auch aufeinander abgestimmt werden. Dieser Test ist viel sensibler als die Prüfung der Drehfähigkeit des Köpfchens.

Bei überstreckten KISS II Babys hingegen ist die passive Kopfvorbeugung bei auf dem Bauch liegend gehaltenen Kindern (Auflösen der Wirbelsäulenstreckung im Landau Test) erschwert.

Beckenringblockierungen (Sacroiliakalgelenk) machen sich evtl. als asymmetrische Bewegungsmuster der Beinchen bemerkbar.

8.2 Die Röntgenuntersuchung

Sie gehört zum Standard der „Schiefhalsdiagnostik", insbesondere bei funktionsgestörter Halswirbelsäule. Jeder erfahrene Manualtherapeut weiß um die Tücken einer zu stellenden Diagnose und Einleitung geeigneter Therapieformen. Dabei muss der Aufwand (Strahlenbelastung) durch den Nutzen (Informationsgehalt) gerechtfertigt werden.

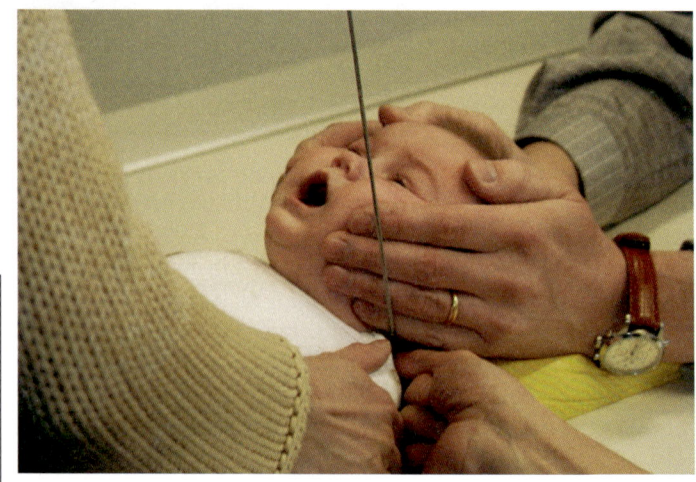

Röntgenuntersuchung beim Säugling[6]

Der Aufwand

Die größte Befürchtung der meisten Eltern gilt der Strahlenbelastung. Und natürlich funktioniert Röntgen nicht ohne Strahlen. Allerdings hat sich diese in den letzten Jahren erheblich reduziert. Dabei kommen

---

[6] Die Verwendung von Bleibrillen (für die Kinder) oder Bleihandschuhen (für das am Kopf haltende Elternteil) führt oft zu einer zusätzlichen Irritation des Säuglings wodurch Fehlaufnahmen häufiger werden.

spezielle Filter und hochempfindliche Filme zum Einsatz. So kann die Strahlendosis sehr gering gehalten werden.

Jeder Arzt wird dennoch bemüht sein, möglichst wenig zu röntgen.

Der Nutzen

Hier interessiert einerseits, ob dieser Bereich richtig konstruiert ist – man wird also Fehlbildungen ausschließen wollen. Immerhin funktioniert die Halswirbelsäule nicht richtig und allein durch Abtasten kann man keine schlüssigen Informationen über das Vorliegen oder Nichtvorliegen derartiger „Spezialkonstruktionen" erhalten.

Verschiedene, sehr effektive Behandlungsmethoden orientieren sich darüber hinaus auch am Röntgenbild, um die Therapie dann genau zu planen.

Sparsames und vor allem gekonntes Röntgen verringert zudem unnötige radiologische Untersuchungen. Dabei sei angemerkt, dass das „Fotografieren" von Kindern technisch durchaus anspruchsvoll ist. Auswärts angefertigte Aufnahmen sind gelegentlich „wenig optimal" und müssen evtl. wiederholt werden. Sie sollten jedoch unbedingt zur Erstuntersuchung mitgebracht werden. Um das Kind bei der Röntgenuntersuchung richtig zu lagern, werden in der Regel zwei erwachsene Begleitpersonen benötigt. Die gegebenenfalls anwesende Mutter sollte nicht schwanger sein.

Verschiedene Therapeuten meinen, dass ihre Behandlungstechnik ja so wenig belastend ist, dass man auf eine Röntgenuntersuchung verzichten kann. Dabei wird jedoch übersehen, dass die Röntgenanalyse in erster Linie der Diagnostik dient. Je mehr Kinder man sieht und untersucht, umso akribischer wird man in der Differenzialdiagnostik. Man weiß nie im Vorhinein, ob man nicht ein Kind mit einer Fehlbildung auf dem Schoß sitzen hat ... Dies gilt für die Manualmedizin ebenso wie für die Osteopathie.

Fallbericht

Die Geschichte vom 4-jährigen Jan machte mir wieder einmal deutlich, wie wichtig es ist, eine gewissenhafte Röntgenuntersuchung bei Kindern mit „Schiefhals" durchzuführen.

Er wurde nach 40 SSW spontan aus einer Schädellage entbunden. Sofort nach der Entbindung fiel eine Ohrmuschelfehlbildung rechts auf. Wegen leichter Trink- und Saugschwierigkeiten erfolgte eine wiederholte kinderärztliche Vorstellung, bei der am Ende des ersten

Lebensmonats eine Gaumenspalte diagnostiziert und später operiert wurde. Die weitere Entwicklung verlief für die Eltern im Wesentlichen unauffällig und altersgemäß. Wegen wiederkehrender Infekte der oberen Luftwege sowie Mittelohrentzündungen erfolgte eine Paukenröhrchen-Einlage mit zwei bzw. drei Jahren. Eine begleitende Sprachentwicklungsverzögerung wurde logopädisch betreut. Wegen diverser Stürze und Ungeschicklichkeit wurde der Junge seit wenigen Monaten auch ergotherapeutisch gefördert. Hier fiel letztlich auch eine Bewegungseinschränkung der Halswirbelsäule in beiden Richtungen auf, die „immer wieder zur Mitnahme des gesamten Oberkörpers bei Blickwendung führte". Darüber hinaus hielt er den Kopf nach wie vor leicht nach rechts gedreht und nach links geneigt (Fotoalbum). Die manualmedizinische Befunderhebung offenbarte eine mehrfach funktionsgestörte Halswirbelsäule. Im Röntgenbild sah man aber, dass mehrere Wirbel der Nackenregion miteinander verwachsen waren und somit die Halswirbelsäule (schon seit dem Säuglingsalter) auch nicht richtig funktionieren konnte. Allerdings handelte es sich dabei um eine nicht behandelbare Form der Wirbelsäulenfunktionsstörung. In diesem Bereich „Hand anzulegen" wäre im Gegenteil sogar gefährlich für das Kind. Eine Behandlung hier wäre darüber hinaus auch sinnlos. Ohne Röntgenuntersuchung lassen sich jedoch diese unterschiedlichen Formen des Schiefhalses nicht differenzieren. Nicht jeder Schiefhals im Säuglings- und Kleinkindalter ist ein KISS.

8.3 Die Behandlung

Schlussendlich liegen alle notwendigen Informationen vor, und der Arzt stellt eine Diagnose, für die er eine bestimmte Behandlung vorschlägt.

Die manualmedizinische Behandlung selbst nimmt eigentlich die geringste Zeitdauer in Anspruch und ist bei geübten Händen nicht schmerzhaft und vor allem nicht gefährlich, weil die Halswirbelsäule dabei nicht verdreht wird. Die schon erwähnten Verspannungen (Blockierungen) werden durch einen kleinen Impuls mit dem Finger gelöst. Gelegentlich ist dann ein (mehr oder minder leises) „Knackgeräusch" zu hören. Nun gibt es zahlreiche unterschiedliche Techniken solche Funktionsstörungen der Wirbelsäule zu behandeln. Allen gemein ist der Einsatz von minimaler Kraft und kurzer Impulsdauer. Somit werden

die Babys schonend behandelt. Natürlich bedarf es schon einiger Übung entsprechende Behandlungsabläufe einzustudieren. Für alle Impulsbehandlungen an der oberen Halswirbelsäule gilt:
Keine Impulstherapie ohne Röntgenbild! Letztlich ist die Röntgenuntersuchung aber – wie bereits betont – ein diagnostischer Schritt um eine individuelle Behandlung zu planen.

Die meisten Kinder registrieren die Behandlung kaum, es gibt sogar welche, die darunter quietschvergnügt lachen, weil geknuddelt wird. Andere wiederum protestieren heftig. Dies sind Kinder, die äußerst empfindlich im Nackenbereich sind und ihr Unbehagen auch schon beim Mütze aufsetzen oder Pullover überziehen geäußert haben. Zurück im mütterlichen Hafen, will sagen auf dem Arm der Mama, ist die Aufregung aber schnell wieder vergessen.
Die meisten Eltern sind überrascht ihr Kind schon wieder auf dem Schoß zu haben und fragen „… wie, war das schon alles?“. Andere berichten erleichtert von ihren (ängstlich verbrachten) schlaflosen Nächten vor der Behandlung.
Ein letzter Blick auf den mitgebrachten „Spickzettel“ verhindert, dass man irgendwelche Fragen vergisst. Da derartige Gedächtnishilfen manchmal ziemlich lang sein können, sollte für solche Arztbesuche genug (Warte-)Zeit eingeplant werden. Zeitnot verhindert jede ausgewogene Beratung und Behandlung.

Wir empfehlen eine routinemäßige manualmedizinische Kontrolluntersuchung der KISS-Säuglinge im dritten oder vierten Lebensjahr und vor der Schuleinführung. Hier kann man nachsehen, ob sich der Wirbelsäulenbefund „gehalten hat“ oder infolge von Stürzen, Infektionen der oberen Luftwege und anderem mehr „Restverspannungen“ bestehen, die die Kinder vielleicht auch nur unterschwellig beschäftigen. Geachtet wird auch auf die Haltung, die Motorik, den Kieferbefund und die Sprache.
Startet die Behandlung von KISS Kindern nach dem ersten Lebensjahr, so sind nicht selten zwei Behandlungen nötig. Immerhin ist nach dem ersten Geburtstag die „Grundprogrammierung“ des Bewegungssystems abgeschlossen, so dass sich eventuelle Fehlentwicklungen wie motorische Asymmetrien schon deutlich etabliert haben. Bei der Kontrolluntersuchung nach ca. acht Wochen lässt sich entscheiden, ob frühere Bewegungsmuster und Verspannungen nochmals aufgetreten sind bzw. welche Förderung des Kindes eingeleitet werden sollte.

8.4 Nebenwirkungen

Auch in der heutigen Zeit kursieren noch immer verschiedenste Gerüchte über die Gefährlichkeit von manualmedizinischen Eingriffen.

Um es kurz zu machen, natürlich gibt es bei jeder Behandlung Gefahrenmomente und Nebenwirkungen. Beides muss kalkulierbar sein und in akzeptabler Relation zur Grundproblematik stehen. Im Laufe der Jahre haben sich Behandlungstechniken entwickelt, die bei sachgemäßer Anwendung als weitgehend ungefährlich gelten. Entscheidend sind dabei natürlich das handwerkliche Geschick sowie die intensive Ausbildung des Behandlers. Als Grundregel gilt nicht nur die Möglichkeiten der manuellen Medizin zu kennen, sondern auch ihre Grenzen zu respektieren und das setzt Erfahrung sowie eine gründliche Diagnostik voraus. Auch die Röntgenuntersuchung dient dabei dem Ausschluss von vorhersehbaren Schwierigkeiten. Im Falle der manuellen Säuglings- und Kinderbehandlung lässt sich für Deutschland sagen, dass weder gravierende noch bleibende Nebenwirkungen bei ärztlich durchgeführter Manualtherapie bekannt sind, sofern sie nach den Richtlinien der Manualmedizinischen Gesellschaften ohne Rotationsimpuls vorgenommen wurden.

Spezifische Nebenwirkungen unter Manueller Therapie von Kindern haben wir noch nicht beobachtet. Gelegentlich als „Rush" beschriebene schlagartige Rötungen der Haut oder „Atempausen" unterscheiden sich nicht von vergleichbaren Reaktionen beim Piksen im Rahmen von Impfungen. Als Kinder- oder (ehemaliger) Landarzt weiß man, dass manche „sensiblen" Kinder sehr ausgeprägt mit verlängerter Ausatemphase beim Schreien reagieren können.

Spucken im zeitlichen Zusammenhang mit einer Kinderbehandlung ist eine absolute Seltenheit. Meist sind diese „Kandidaten" schon von vornherein im Auto mit einem Eimer ausgerüstet oder ein Infekt des Magen-Darm-Traktes hat sich dazugesellt.

Fallbericht

Marcel, 2 Jahre, kam mit dem Stadtbus in die Praxis. Er war vollkommen durch den Wind und hatte mehrfach erbrochen. „Das macht er sonst nie und daheim war noch alles in Ordnung", rechtfertigte sich die Mutter. Ich behandelte das Kind natürlich nicht und war froh, dass das Ganze nicht auf der Rückfahrt passierte ...

Gelegentlich berichten die Eltern über vermehrte Unruhe in den Tagen nach der Behandlung oder die Kinder schlafen weniger oder viel. Manche Säuglinge schreien in den Tagen nach der Behandlung mehr als gewöhnlich, die Reaktionsphase … Selten verstärkt sich auch mal eine Fehlhaltung für kurze Zeit. Fast immer genügt es, einige Tage abzuwarten und die Reaktionsphase gemeinsam mit dem Nachwuchs durchzustehen. In hartnäckigen Fällen wird der Kinderarzt kontrollieren, ob sich nicht auch ein Infekt „dazugesellt" hat.

Nur für Neugierige

Manche Säuglinge reagieren nach der Behandlung vermehrt, sind nochmals schiefer und überstreckter, die Eltern berichten über eine größere Unruhe oder zunehmendes Schreien. Meist sind dies Kinder, bei denen die Untersuchung auch überschießende Reflexe zum Vorschein brachte. Vermutlich kommt es hier in den Tagen nach der Behandlung zu einer vermehrten Aktivität dieser Reaktionsschablonen mit entsprechenden vegetativen Auffälligkeiten. Nach einer Latenzzeit von einigen Tagen erfolgt dann die Integration dieser Reaktionsmuster und die Erstverschlechterung verschwindet. Ein Grund warum man mit einer weiterführenden Behandlung (Krankengymnastik) zwei Wochen warten sollte.

Wenn im Rahmen der Geburtshilfe darauf verwiesen wurde, dass jedes Handwerk seine Tücken hat, so gilt das natürlich auch für die Manualtherapie bei Kindern. Daher wird die Erfolgsquote von der Erfahrung und speziellen Versiertheit des Behandlers abhängen. Wenn man keine eigenen Erfahrungen mit Therapeuten hat, verlässt man sich meist auf den „guten Ruf" oder fragt den Kinderarzt bzw. die/den Krankengymnastin/-en.

8.5 Alternativen

Ebenso wie es „viele Wege nach Rom gibt", existieren unterschiedliche Behandlungsverfahren für KISS Kinder, die sich durchaus ergänzen und miteinander kombiniert werden. Das bekannteste ist dabei die Krankengymnastik. Je nach Art und Ausprägung des Befundes kann man sich entscheiden, erst Krankengymnastik und (vielleicht) später eine manuelle Behandlung zu beginnen oder umgekehrt. Bei einigen Kindern „schlägt" die Krankengymnastik derart gut an, dass die Auffälligkeiten verschwunden und die Verspannungen gelöst sind. Andere werden zwar unter Krankengymnastik besser, aber das letzte Quäntchen fehlt noch, beziehungsweise die Behandlungsfortschritte kommen zum Stillstand.

Dann empfehlen die Physiotherapeuten meist selbst eine Manualtherapie. Bei ausgeprägten Befunden kann eine Chirotherapie die Nachbehandlung beim Physiotherapeuten vereinfachen und abkürzen.

In letzter Zeit werden immer mehr Babys auch osteopathisch (z. B. mit Craniosacraltherapie) behandelt oder akupunktiert. Dabei sind mehrere Sitzungen erforderlich. Über die diesbezügliche Effektivität oder Nebenwirkungsrate liegen keinerlei Angaben vor.
Wenige Osteopathen preisen ihre Behandlungsmethode als viel ungefährlicher und sanfter an als dies bei der Chirotherapie der Fall wäre. Ob hier nur eine Unkenntnis der manualmedizinischen Behandlungsweise vorliegt, sei – um es vorsichtig zu formulieren – in den Raum gestellt.

Immer mehr bei uns vorgestellte Babys (z. B. bei mir und meinen Kollegen über 80 %) wurden z. T. monatelang (!) osteopathisch vorbehandelt. Eine röntgenologische Diagnostik erfolgte dabei fast nie. Zahlreiche Eltern berichteten, dass sich zwar anfangs immer wieder kleine Fortschritte einstellten, der eigentliche „Durchbruch" kam jedoch erst nach chirotherapeutischer Behandlung. Allerdings muss angemerkt werden, dass nur jene Kinder zu uns kamen, die nicht ausreichend gut von der Vorbehandlung profitierten.

Dem Kind ist eigentlich „egal", ob es manualmedizinisch oder osteopathisch oder mit einem Mix aus beidem behandelt wurde. Wichtig ist die Diagnostik und die sparsame Anwendung der Therapie. In den allermeisten Fällen kommt man mit ein bis zwei Behandlungen im Abstand von ca. sechs Wochen aus.

9. Die Tage und Wochen nach der Behandlung

Die nächsten Tage und Wochen entscheiden, ob die kleinen Patienten noch weitere Behandlungen (z.B. Krankengymnastik) benötigen.

9.1 Die Reaktionsphase – die Tage danach

In den Tagen nach der Behandlung sollte das Kind erst einmal den neuerlich gesetzten (therapeutischen) Reiz verarbeiten und umsetzen können. Das dauert in der Regel viel länger als die meisten annehmen. Wir nennen diese Zeit Reaktionsphase.

So muss man auch bei Kindern und Säuglingen von einem diesbezüglichen Zeitraum von 2-3(6) Wochen ausgehen. Eine diesbezügliche Studie anhand von Elternfragebögen zeigte, dass bei etwa einem Viertel der Kinder nach vier bis sechs Wochen noch deutliche Verbesserungen eintraten. Die Eltern berichteten über unterschiedliche Reaktionen ihrer Schützlinge. Die Haltungsmuster symmetrisieren sich, sie schlafen entspannter, die Bauchlage wird akzeptiert oder das Spucken trat nicht mehr oder nur noch selten auf. Auch fallen die ersten motorischen Fortschritte in diese Zeit. Andere Eltern werden jedoch noch einmal auf eine Geduldsprobe gestellt. So kann sich eine Schreiproblematik in den ersten Tagen verstärken um nach und nach zu verschwinden. Ähnliches gilt für die Fehlhaltung. Auch diese kann initial zunehmen. Am besten lässt man dann die Kinder reagieren und schaut wie sich das Ganze entwickelt. Wir haben die Erfahrung gemacht, dass diese vorübergehende Phase nur einige Tage anhält und der gewünschte Effekt sich mit einer Latenzzeit von zwei bis drei Wochen dennoch einstellt. In dieser Zeit sollte dann auch keine Krankengymnastik (auch zu Hause nicht) durchgeführt werden oder eine gesonderte Absprache mit dem Physiotherapeuten erfolgen. Babyschwimmen und Pekip[7] kann aber gleich weitergeführt werden.

Da die Reaktionsphase unterschiedlich lang sein kann, wird das Warten auf die erste Besserung mehr oder minder lang werden. Viele Babys machen ihren Eltern schon nach wenigen Tagen die „Freude", etwa ein Drittel muss sich dennoch mehr als zehn Tage gedulden. Manche Eltern gaben an, dass sich erst nach drei Wochen Entscheidendes tat. Letztlich

---

[7] Pekip steht für Prager Eltern Kind Programm und ist eine Form der Gruppenbegegnung / Übung für Kinder (und Erwachsene).

ist auch von daher eine zwei- bis dreiwöchige krankengymnastische Therapiepause zu empfehlen.

> **Fallbericht**
>
> Auch die Eltern von Julius wurden wegen anhaltenden Schreiens auf uns aufmerksam. Hier kam der Tipp von der Krankengymnastin. Immerhin war der Kinderarzt mit einer manualmedizinischen Untersuchung des nunmehr 4 1/2 Monate jungen Säuglings einverstanden. Seine Skepsis schien sich in den ersten Tagen nach der Behandlung am Hals auch zu bestätigen. Nach telefonischer Auskunft der Mutter schrie der Junge mehr denn je und auch die Überstreckung sei noch nicht besser geworden. Lediglich das vermehrte Sabbern hatte sich gegeben. Ich riet der Mutter zu einer Kontrolluntersuchung bei dem Kollegen um Infektionen wie eine Mittelohrentzündung auszuschließen und in einer Woche nochmals mit mir Rücksprache zu halten. Hier erzählte dann der Vater, dass sich die Kontrolluntersuchung glücklicherweise erledigt habe, weil nach insgesamt 5 Tagen Reaktionsphase Julius von heute auf morgen durchschlief, sich nicht mehr aufbäume und auch die beidseitigen Stillprobleme der Vergangenheit angehörten.

KISS I Kinder, die die Kopfkontrolle erreicht haben, kann man ab dem zweiten oder dritten Tag nach der Behandlung relativ einfach und unkompliziert sich auf den Bauch oder auf einen großen Ball setzen und dabei im Becken mit den Händen fixieren. Kippt man das Baby nun langsam nach links und rechts, sollte es versuchen, den Kopf immer in die Senkrechte zu neigen (Seitneigung des Köpfchens nach links bzw. rechts). Infolge der nun freien Kopfgelenksbeweglichkeit bahnt man das Zusammenspiel von Augen, Innenohr und Halswirbelsäule, denn die hier entstehenden Informationen gehören immer zusammen. Darüber hinaus trainiert das Kind die zuvor gestörte Seitneige der oberen Halswirbelsäule. Mit etwas Gesang entwickelt sich darüber hinaus Rhythmusgefühl. Für ca. 20 Sekunden mehrmals täglich wird das Kind auch nicht überfordert.

Bei KISS II Kindern gilt das Gleiche in der Vorn-Hinten-Ebene, also mit Vor- und Rückbeuge. Auch sollte die Bauchlage geübt werden. In der Medizin wird dieses Training „tummy time" genannt. In Wachzeiten des Säuglings wird das Kind mehrmals am Tag in eine Bauchlage gelegt, der Oberkörper dabei ggf. etwas höher gelagert (Rolle unter dem oberen Brustkorb bzw. über den Oberschenkel der Mutter gelegt). So kann das

Baby die Kopfhebung trainieren, dies führt auch zu einer Selbstmobilisation der Halswirbelsäule. Selbst im frühen Säuglingsalter hat dieses Training gute Effekte auf die Halte- und Stellsteuerung, bei manchen Kindern verschwindet sogar die Problematik ganz.

9.2 Die Kontrolluntersuchung

Je nach Absprache erfolgt nach zwei bis vier Wochen eine Kontrolle beim Kinderarzt. Ging alles klar mit dem Postweg, dann dürfte ggfs. dort schon der Untersuchungs- und Behandlungsbericht (Epikrise) des Manualtherapeuten eingetroffen sein. Jetzt kann man entscheiden, ob noch „geturnt" werden muss oder nicht. Die meisten Kinderärzte interessieren sich dabei auch für die Meinung der KrankengymnastIn.
In bestimmten Fällen ist zusätzlich eine logopädische, ergotherapeutische oder anderweitige Förderung des Säuglings/Kleinkindes indiziert.

Ein erstes Resümee des Therapieerfolges kann man ca. sechs Wochen nach der Behandlung ziehen. Dabei freut sich jeder Behandler über eine mündliche oder schriftliche Rückinformation bezüglich der Fortschritte der kleinen Patienten.

Ansonsten kann nach sieben bis acht Wochen im „Team" entschieden werden, ob nochmals eine manualmedizinische Kontrolle notwendig wird. Grund dafür können Restauffälligkeiten aber auch erneute Verschlechterungen des anfänglich verbesserten Gesamtbefindens sein. Es gibt Kinder, die zwei Behandlungen oder mehr benötigen. Dies ist aber nicht die Regel. Nach unserer „Buchführung" (anhand der Rückinformationen) reicht bei über 80 % der KISS Kinder eine Behandlung aus, bei weniger als 5 % sind mehr als zwei Behandlungen (im Abstand von sechs bis zehn Wochen) nötig. Eine erneute Röntgenuntersuchung ist dann nicht erforderlich. Etwas ausführlicher wird darauf im Abschnitt „Rezidive" eingegangen.

9.3 Krankengymnastik ja – aber welche?

Bei der physiotherapeutischen Behandlung von Säuglingen und Kleinkindern gibt es verschiedene Konzepte nach denen geübt wird. Die bekanntesten sind nach ihren „Erfindern" benannt und haben sich als Krankengymnastik nach Vojta oder nach Bobath eingebürgert.
Manche Physiotherapeuten kombinieren auch Elemente der unterschiedlichen Konzepte. Nun jedoch vorauszusagen, was besser für das Kind wäre, ist in den meisten Fällen schwer. Nur bei einem kleinen Teil der

Kinder könnte man im Vorhinein vermuten, dass diese oder jene Form eher günstiger wäre. Meist ist der umgekehrte Weg der bessere. Damit ist gemeint, sich einen Therapeuten und nicht ein Konzept zu suchen. Jedes Konzept ist nur so gut wie sein Therapeut und die theoretischen und praktischen Ansätze sind ähnlich sinnvoll. Dabei spielt nicht nur die fachliche Kompetenz der Krankengymnasten eine Rolle, sondern auch ob die Chemie im Dreierteam (Elternteil-Kind-KrankengymnastIn) stimmt.

Um auf die Reise nach Rom zurück zu kommen: Es gibt viele Wege. Wichtig ist dabei, sich einen vertrauenswürdigen Begleiter zu suchen, der den Weg gut kennt und die Reise so angenehm wie möglich gestaltet. Man muss sich also gut aufgehoben fühlen.
Nach ca. vier Wochen Krankengymnastik kann dann entschieden werden, ob das Konzept gewechselt oder wegen der guten Fortschritte fortgesetzt bzw. beendet werden sollte.

Fallbericht

Jaqueline kam mit 7 Monaten zur Vorstellung in die Praxis. Unter der Spontangeburt hatte sie sich ihr rechtes Schlüsselbein gebrochen, die mitgebrachten Fotos deuteten auf eine linkskonvexe Fehlhaltung mit Überstreckung hin. Sie erhielt seit der 14. Woche Krankengymnastik nach Vojta und die Mutter berichtete, dass sie trotz nicht ganz einfacher Behandlungsmethodik tapfer durchgehalten habe. Nun waren sich Therapeutin und Kinderarzt nicht ganz sicher, ob sich noch ein Befund an der Halswirbelsäule ergab.
Die neurologische und entwicklungsdiagnostische Untersuchung waren jedoch vollkommen in Ordnung. Auch die Wirbelsäule funktionierte regelgerecht, so dass auf eine weitere Behandlung des Kindes verzichtet werden konnte. Ein nicht ganz seltener Fall.

9.4 Rezidive oder „Rückfall in alte Zeiten"

Bei der überwiegenden Zahl von Babys kommt man mit einer Behandlung aus, da sich glücklicherweise fehlerhafte Steuerungs- und Haltungsmuster noch nicht fest etabliert haben. Zwar können behandelte Kinder im Zuge von Infekten oder bei Übermüdung immer mal alte Fehlhaltungsschablonen aufweisen, diese sollten jedoch schnell wieder verschwinden.

Manche Kinder fallen nach anfänglich guter Besserung oder schon im Rahmen der Reaktionsphase dennoch in ihre alten Muster zurück. Gründe dafür gibt es einige.

Wie schon in den ersten Kapiteln erwähnt, muss man bei Behandlungen vor dem dritten Monat mit der Notwendigkeit einer zweiten Behandlung rechnen. Da die sehr jungen Säuglinge noch keine ausreichende Kopfkontrolle und -stabilität besitzen, ist die Halswirbelsäule besonders anfällig. So können Bagatelltraumen (fehlende Kopfstützung beim Hochnehmen, abruptes Bremsen im Auto, ...) zu erneuten Verspannungen führen.

Später sind es häufiger Infekte der Rachenwege, Mittelohrentzündungen etc. die auf reflektorischem Wege den Hals in Mitleidenschaft ziehen. Ähnliches gilt für Operationen, die in Vollnarkose durchgeführt wurden oder kariöse Zähne beim älteren Kind.

Immer wieder kommen auch Kinder zur Zweitbehandlung, bei denen die Reaktionsphase nicht entsprechend abgewartet und zu zeitig mit weiterführenden Behandlungen begonnen wurde.

Nur für Neugierige

Ein zusätzlicher Grund für vermehrt auftretende Funktionsstörungen der Kopfgelenke ist das Vorliegen einer ausgeprägten Asymmetrie der Kopfgelenke. Solche Ungleichheiten des Wachstums des ersten und zweiten Halswirbels kommen gar nicht so selten vor und führen zu einer nicht idealen Beanspruchungsbereitschaft in diesem Bereich mit häufigerer Fehlfunktion bei Traumen etc. Andererseits spielen auch genetisch vorgegebene Faktoren eine Rolle. Den Einfluss der genetischen Komponente kann man sich etwa folgendermaßen vorstellen. Wir geben in unserem Erbgut die Bereitschaft weiter mit bestimmten Auffälligkeiten auf ungewöhnliche Belastungen zu reagieren. So entwickeln manche Kinder Asthma (Bronchien), Neurodermitis (Haut), Allergien oder Fehlhaltungen. In allen Fällen ist das Hinzutreten von auslösenden Faktoren nötig um solche Symptome zu entwickeln. Wir nennen diese Bereitschaft genetische Prädisposition. Bei geringer Prädisposition müssen dann starke Auslösefaktoren hinzukommen, bei großer Disposition können diese klein sein. Im Falle der Bereitschaft mit dem Bewegungsapparat zu reagieren ist das erste auslösende Moment oft das Geburtstrauma. Später führen verschiedene Auslösefaktoren (Mittelohrentzündung ...) zum Aufrufen alter Muster unter Einbeziehung der Halswirbelsäule.

Es gibt jedoch auch Säuglinge, bei denen sich mit der Zeit eine zusätzlich vorliegende neurologische Auffälligkeit herausstellt, die sich vorher noch nicht angedeutet hat (und die man anfangs auch trotz intensiven Untersuchens nicht immer feststellen kann). Sehstörungen können ebenfalls ähnliche Fehlhaltungen hervorrufen. Dabei kann die Wirbelsäulenproblematik durch diese Fehlsteuerung unterhalten werden.

Die KISS Symptomatik ist dann nur ein begleitender Faktor in einem Gesamtgeschehen. Nichts desto weniger lohnt es sich natürlich hierbei ebenso den Hals zu behandeln, nur hat sich sowohl die Erwartungshaltung als auch die Arbeitsdiagnose (KISS ist hier ein Begleitfaktor) geändert.

Auch eine spezielle Konstruktion der Halswirbelsäule (s. Kapitel Röntgen) oder der Schädelbasis kann für solche Rezidive verantwortlich sein. Daher ist man bemüht, durch die erfolgte Röntgenuntersuchung diese bestmöglich auszuschließen oder zu bestätigen.

Bei einem verschwindend kleinen Rest wird man nicht herausbekommen können, warum diese immer wieder Blockierungen der Halswirbelsäule entwickeln. Meist helfen hier dann auch andere Therapieverfahren nicht.

Fallbericht

Der nächste kleine Patient ist mir gut in Erinnerung, weil „Thomas" mich in Abständen immer mal besuchen kommt. Der Junge hatte eine schwere Geburt mit sekundärer Sektio, was so viel bedeutet, dass die Entbindung erst auf normalem Weg versucht und trotz des Einsatzes von Saugglocke und Zange schließlich per Kaiserschnitt beendet wurde.

Später entwickelte der Junge eine ausgeprägte Schiefhaltung des Kopfes mit Schädeldeformierung, Bewegungsasymmetrie der Extremitäten und anderem mehr. Ich sah den Jungen erstmals mit sieben Monaten, die Eltern erbaten sich eine dritte Meinung, da Thomas schon zweimal zuvor therapiert wurde. Die letzte Behandlung lag vier Wochen zurück. Wie sonst auch üblich empfahl ich den Eltern noch vier Wochen zu warten (um nicht in eine verlängerte Reaktionsphase hineinzugeraten) und die Krankengymnastik intensiv fortzuführen. Bei der Kontrolluntersuchung hatte sich die Bewegungsasymmetrie schon gut gebessert, die Haltungsstörung war aber noch deutlich. Aus dem nun erstmals angefertigten Röntgenbild ging eine „spezielle Konstruktion" – ein anderes Wort für Fehlbildung – der oberen Halswirbelsäule hervor, die schon für sich allein genommen zu einer Schiefhaltung des Kopfes führen dürfte. Vermutlich lag hierin auch ein Grund warum die Vorbehandlungen nur kurzzeitig und nicht vollständig halfen.

Gemeinsam mit der Krankengymnastin stimmten wir das weitere Vorgehen ab und die zusätzlich vorliegenden Verspannungen im Beckenbereich wurden ebenfalls gelöst. Thomas kommt alle sechs bis zehn Monate zur Kontrolle, in den letzten anderthalb Jahren benötigte er zwei Behandlungen.

10. Häufig gestellte Fragen

Dieses Kapitel beschäftigt sich mit den in der täglichen Praxis am häufigsten gestellten Fragen.

10.1 Wann verschwinden die Hinterhauptabflachung und die Gesichtsasymmetrie?

Die Gesichtsasymmetrie bessert sich oft schon wenige Wochen nach der Behandlung ein wenig, insbesondere die Augenpartie erscheint symmetrischer.

Mit der Hinterhauptabplattung verhält es sich anders. Je nach Ausprägung braucht sie ein bis mehrere Jahre Zeit (3.-5. Lbj.), um sich auszugleichen. Grund dafür ist die deutlich abnehmende Wachstumstendenz des Schädels.

Die Hinterhauptabplattung (auch Plagiocephalie genannt) hat ihren Gipfel im vierten Lebensmonat und nimmt dann langsam wieder ab. Wichtig ist, das Kind auch schon in den ersten Lebensmonaten tagsüber in „beobachteten Wachzeiten" auf den Bauch zu legen. So wird nicht nur die Mobilität und die motorische Entwicklung unterstützt, auch das Hinterhaupt wird entlastet.

Viele Eltern machen sich Sorgen, ob angesichts der zum Teil extremen Kopfdeformierungen das Hirn Schaden nehmen könnte. Das ist nicht der Fall. Die Hirnentwicklung verläuft vollkommen unabhängig von derartigen Abplattungen und wird dadurch nicht beeinflusst.

Nur für Neugierige

In den letzten Jahren kam ein spezieller Helm für Säuglinge auf den Markt (Gießener Helmorthese), der vermeiden soll, dass die Babys eine vermehrte Hinterhauptabplattung entwickeln. Abgesehen von den psychosozialen Folgeproblemen einer Helmversorgung im Säuglingsalter richtet sich jedoch der Haupteinwand gegen den Behandlungsversuch eines (sicher nicht unwichtigen) kosmetischen Symptoms, ohne dem ursächlichen Problem der Zwangshaltung Rechnung zu tragen. Wird dieses durch eine manuelle Behandlung beseitigt, kann das Köpfchen wieder seitengleich belastet werden. Eine Helmorthese hat jedoch keinen Einfluss auf die gestörten Bewegungsmuster des Säuglings und ist somit für die Behandlung der komplexen Fehlsteuerung bei KISS Kindern ungeeignet. Außerdem führt die künstliche Kopfumfangsvergrößerung zu wiederkehrenden Funktionsstörungen der Halswirbelsäule (vergrößertes Drehmoment infolge künstlicher Kopfumfangszunahme). Wenig beachtet ist auch die Wärmeregulation über das Köpfchen. Sie macht ca. 25% des Gesamtwärmeaustausches aus. In den Wintermonaten sicher kein größe-

res Problem, im Sommer kommt jedoch eine nass verschwitzte Haarpracht unter dem Helm zum Vorschein und nicht selten auch Druckstellen.
Schon Mitte der 90er wurde eine solche Helmorthese in Holland verwendet. Abgesehen von der Hinterhauptabplattung sind die Folgesymptome unbeeinflusst geblieben. Während in extremen Ausnahmesituationen mit ausgeprägter Schädelasymmetrie die Helmversorgung durchaus diskutiert werden kann, begegnet uns im Alltag eine eher unkritischere und viel zu oft durchgeführte Orthesenversorgung. Eine frühzeitige Intervention mit „tummy time" , Bewegungsförderung und ggf. manualmedizinischer Behandlung der zu Grunde liegenden Bewegungsstörung der Halswirbelsäule kann die Entwicklung einer Plagiocephalie spürbar abmindern.

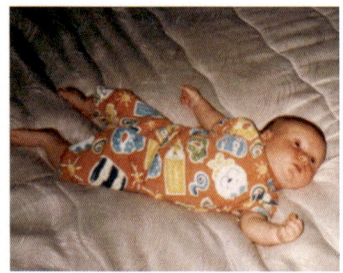

linkskonvexe Haltungs-störung mit Überstreckung

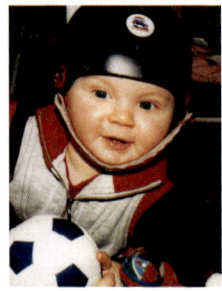

anschließende Helmtherapie

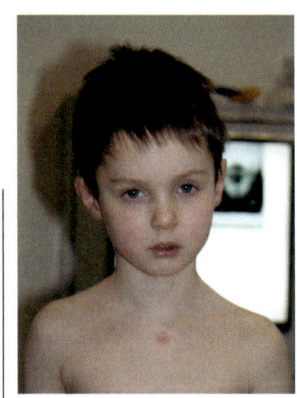

später Gesichts-und Schulterasymmetrie

10.2 In welchem Alter ist die Behandlung von KISS Kindern am optimalsten?

Die Therapie von Funktionsstörungen der kindlichen Wirbelsäule ist in allen Altersgruppen sinnvoll. Je eher man natürlich solche Verspannungen beseitigt, desto optimaler kann auch die Programmierung und Abspeicherung von Bewegungsabläufen u.v.a.m. erfolgen. Daher würden wir die Kinder gern im ersten Lebensjahr sehen, da hier die „Grundprogrammierung" noch nicht abgeschlossen ist und sich eingeschlichene Fehler noch mehr oder minder korrigieren lassen. Ideal wäre eine Vorstellung zwischen dem 3. (4.) und 6. Lebensmonat. So lässt sich dann schon besser einschätzen, wie sich der motorische und neurologische Entwicklungsverlauf vollzieht. Auch haben sich die meisten Kinder an das Leben außerhalb der Gebärmutter gewöhnt.

Dennoch gibt es wichtige Indikationen, die eine Behandlung vor dem beginnenden vierten Lebensmonat sinnvoll machen. Hierzu zählen Schreikinder, die Entwicklung von extremen Hinterhauptabplattungen aber auch deutliche Schluck-/Still- und Saugprobleme, die an eine Mitbeteiligung der Halswirbelsäule denken lassen.

10.3 Was können wir Eltern selbst tun?

Neben den Selbstverständlichkeiten wie Beschäftigung mit dem Kind etc. gibt es hier und dort einige Kleinigkeiten …

Die Wichtigkeit von Gleichgewichtsinformationen für unsere Kinder wurde ja schon betont. Hier sollte man es sicher nicht übertreiben und das Baby den ganzen Tag mit herumtragen. Es braucht auch Ruhe. Ein guter Kompromiss ist die Wiege. Dabei muss es nicht unbedingt die teure Holzwiege aus dem „Babyausstatter" sein. Für die drei bis vier Monate tut es auch beispielsweise ein geflochtener Wäschekorb, der entsprechend befestigt an der Decke flach über dem Boden aufgehängt werden kann und mit der Kinderwagenmatratze ausgelegt wird.

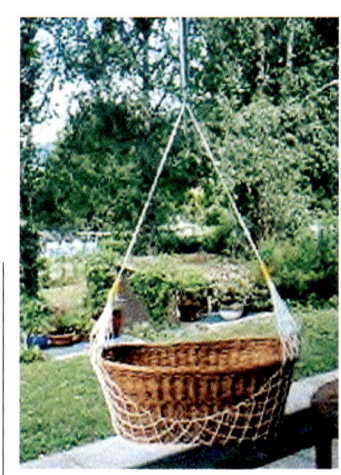

Federwiege

Ein großer Vorteil dieser „Konstruktion" ist, dass man den Korb später weiter verwenden kann. Dabei muss natürlich auf eine ausreichende Stabilität geachtet werden. Besondere Vorteile bieten auch moderne

Federwiegen, da sie preiswert und Platz sparend sind. Außerdem ermöglichen sie Pendelbewegungen in mehreren Ebenen.

Beim Tragen sollte man sich bemühen, das Kind nicht ganz aufgerichtet zu transportieren. Da die kleinen Wirbel der Wirbelsäule keilförmig ausgebildet sind, ergibt sich eine leicht nach vorn geneigte Haltung, die entsprechende Berücksichtigung findet. Dabei muss der Rücken noch deutlich gestützt werden, so dass sich eine halb sitzende und halb liegende Position ergibt. Ein überstrecktes Tragen vor der Brust oder auf dem Bauch ist weniger günstig. Wichtig ist beim Tragen auch der Blickkontakt.

10.4 Ab wann dürfen Kinder sitzen, welche Bedeutung besitzt eine Pofaltenasymmetrie?

Kinder dürfen grundsätzlich erst sitzen, wenn es ihnen „Mutter Natur" erlaubt, d.h. wenn das Kind sich allein hinsetzen kann (in der Regel um den 10./11. Monat). Dabei ist nicht gemeint, dass es allein die Sitzposition halten kann. Entscheidend ist, dass das Baby auch allein in die Sitzposition gelangt.

Abweichungen hiervon gelten bei stark entwicklungsgestörten Kindern. Hier kann man nach Lage der Dinge entscheiden, ob eine sitzende Position ab etwa dem 12.-14. Lebensmonat in Frage kommt.

Die Beachtung einer Pofaltenasymmetrie geht auf Zeiten zurück, in denen noch keine routinemäßige Ultraschalluntersuchung der Säuglingshüften durchgeführt wurde. Dabei galt das Vorliegen einer solchen Asymmetrie als unsicheres Hinweiszeichen für eine Fehlentwicklung der Hüftregion bei jungen Säuglingen. Wir wissen heute, dass Pofaltenasymmetrien auch häufig bei vollkommen regelrechter Hüftentwicklung vorkommen und diese daher diesbezüglich kaum Relevanz besitzen. Im Einzelfall können solche Auffälligkeiten auch durch Gelenkfehlfunktionen im Beckenbereich (Kreuzdarmbeingelenke) hervorgerufen werden.

Nur für Neugierige

Die Ultraschalluntersuchung der Hüftgelenke im Rahmen der U3 kann durch keine noch so subtile klinische Untersuchung des Kinderorthopäden oder eines versierten Manualmediziners ersetzt werden. Dabei ist die schon erwähnte Faltenasymmetrie im Gesäßbereich kein Zeichen für eine krankhafte Veränderung im Hüftbereich. Auch ist die Behandlung einer fehlgebildeten Hüfte mit einer Beugeschiene niemals durch manualmedizinische oder andere Techniken ersetzbar. Die krankengymnastische Beübung ergänzt die therapeutischen Bemühungen. Darüber hinaus ist bei klinisch deutlich auffälligen Hüften (selbst bei Kleinkindern) eine röntgenologische Diagnostik unvermeidlich.

Eine manualmedizinische Arbeitsgruppe hat Hinweise dafür gefunden, dass bei gemeinsamem Vorliegen von Hüftfehlbildung und KISS (=Lageasymmetrie) die Hüftreifung verzögert ist und sich sogar ein anfangs guter sonografischer Hüftbefund verschlechtern kann, weshalb die Asymmetrie auch wegen der Hüftreifung behandelt werden sollte. Die Manualtherapie hat sozusagen einen Effekt zur „Hüfthygiene".

10.5 Sind der Maxi cosi, Babywippen und Animationen schädlich? – s. a. Anhang

Beim Maxi cosi hat die Industrie einen Kompromiss zwischen Positionierung des Kindes und Sicherheitsaspekten bei der Lagerung im Auto gesucht. Für eine längere „Aufbewahrung" außerhalb des Fahrzeuges ist er daher weniger geeignet.

Babywippen machen den Kindern vom Bewegungsablauf her viel Spaß. Allerdings muss man mit der Zeit aufpassen, dass die Kinder nicht falsche Bewegungsmuster beim aktiven Wippen üben. Auch sie sind nicht als Ort zur „Aufbewahrung" gedacht.

Wie schnell sich falsche Bewegungsmuster durch ungeeignetes „Spielzeug" etablieren, hat der (Baby-)Türhopser gezeigt. Da sich die Kinder selbst mit den Füßen abstoßen konnten – und das dann viel Freude bereitete – verbanden die Kinder Bein- und Fußstreckung mit Fortbewegung. Nur funktionierte das dann weder beim Krabbeln lernen noch beim Laufen. Die Kinder mussten umlernen bzw. umprogrammieren. Ähnliche Probleme treten auch beim Gebrauch von Lauflernhilfen auf, die in vielen europäischen Ländern auch wegen der Unfallgefahr bereits verboten sind.

Eine weitere Überlegung sollte den Unruhen oder Babyanimationen, die über dem Bettchen „baumeln", gelten. Für wenige Minuten machen sie sicherlich Spaß – aber immer und ständig?

Mit gewissem Unbehagen denkt man jetzt schon an die Weihnachtszeit wo in manchem Kinderzimmer Blinksterne oder „laufende Lichterketten" etc. ihre unaufhaltsame Arbeit verrichten. Solche ständigen Reize wegzustecken fällt selbst uns Erwachsenen nicht leicht. Ähnliche Zusammenhänge werden uns bei Kindern mit Hyperaktivität wieder beschäftigen.

11. Kinder mit neurologischen Auffälligkeiten

Ein Teil der Kinder mit neurologischen Auffälligkeiten oder genetischen Anomalien entwickelt ebenfalls KISS-Symptome. Diese können auch völlig unabhängig von der Grundproblematik auftreten und sich sogar überlagern. Andererseits ruft beispielsweise eine sich entwickelnde spastische Lähmung auch Blockierungen der Wirbelsäule hervor.

Diesen Kindern kann eine Behandlung der Wirbelsäule helfen, wir fassen die Behandlung unter „Therapie über den vertebragenen (Wirbelsäulen-)Faktor" zusammen. Dabei wird man allerdings die Erwartungen dämpfen müssen, da das Grundsystem nur in begrenztem Umfang optimierbar ist. Resultiert die Wirbelblockierung aus der neurologischen Erkrankung, wird sie immer mal wieder auftreten und somit auch möglicherweise in Abständen behandlungswürdig sein. Dabei muss man sehr genau abwägen, ob eine Behandlung der Wirbelsäule zumindest zeitweilige Fortschritte der Kindesentwicklung bringt oder eigentlich keine wesentlichen Veränderungen auffallen.

Im positiven Falle erfolgen dann je nach Lage der Dinge Kontroll- bzw. Behandlungsintervalle im Abstand von zwei bis sechs Monaten.

Fallbericht

Auch neurologisch kranke Kinder entwickeln sich. Nur zu gut ist mir ein acht Monate junger Säugling mit spastischer Tetraparese in Erinnerung, den ich im Rahmen unserer monatlich stattfindenden manualmedizinischen „Stippvisite" in einer kinderneurologischen Klinik vorgestellt bekam. Das Entwicklungsalter betrug vielleicht gerade zwei bis drei Monate, die Kopfkontrolle hatte noch nicht ausreichend eingesetzt, es bestand kein Blickkontakt, die Beinchen waren nie gebeugt und immer durchgestreckt. Die am Heimatort verordnete Krankengymnastik konnte daheim nicht durchgeführt werden, so dass das Kind nur einmal wöchentlich eine halbe Stunde bei einer wirklich engagierten Physiotherapeutin therapiert wurde. Die Wirbelsäule war mehrfach funktionsgestört und gut zu behandeln. Ich war mir aber gemeinsam mit dem behandelnden Neuropädiater vollkommen im Klaren, dass dies nur eine kleine Hilfe sein konnte. Nach Absprache mit der Krankenkasse (vielen Dank dem Kollegen und der Krankengymnastin) erfolgte nun eine fast tägliche Beübung des kleinen Jungen (außerhalb der Budgetierung für Krankengymnastik – die Hausärztin hätte sonst ihr Quartalsbudget allein für das Kind fast aufgebraucht). Nach dreimonatigem intensivem Training konnte ich meinen Augen beinahe nicht trauen, wie gut sich der kleine Spatz gemacht hatte. Zwar sind die Zeichen der Grunderkrankung nach wie vor nicht zu übersehen, der Junge beginnt jedoch zu robben, fixiert seinen Blick und hält die Beine, auch wenn nicht ganz locker, gebeugt.

12. Oma und Opa

Willkommen im „Klub" der Vizemamas und Vizepapas. In der Tat, es beginnt ein ganz neuer Lebensabschnitt, mit viel Gelassenheit, Erfahrung und ohne den Druck alles richtig zu machen oder erziehen zu müssen. Auch ich hab' viel in der neuen Rolle dazugelernt, eine ganz neue Perspektive tut sich auf, nicht nur in der Beziehung zum Enkelkind, sondern auch im Verhältnis zur eigenen Tochter / Schwiegertochter (das Gleiche gilt aber auch für die Söhne / Schwiegersöhne – aber hier meist nicht ganz so extrem).

Versuchen Sie sich in die Situation Ihrer Kinder hinein zu versetzen. Als frisch gebackene Mama ändert sich alles, der Tagesablauf, die Rolle als (Ehe-)Frau, tausend neue Eindrücke, Fragen und Herausforderungen ergeben sich. Bin ich eine gute Mutter? Erfülle ich die hochgesteckten Erwartungen? Es beginnt eine Zeit der großen Verunsicherung, auch wenn viele Mütter sich das nicht anmerken lassen, evtl. sogar sehr selbstbewusst ihre Rolle ausfüllen. Schließlich hat man mit der neuen Situation kaum Erfahrungen.

Sie haben eigentlich nur eine wichtige Aufgabe, stärken Sie der Mama den Rücken! Natürlich weiß man (oder glaubt zumindest zu wissen), wie der „Hase" läuft. Das ist aber erst einmal nicht wichtig, die jungen Eltern machen ohnehin ihre eigenen Erfahrungen. So werden gut gemeinte Ratschläge kaum als solche ankommen. Gefährlich wird es, wenn sie die Verunsicherung der Mutter verstärken. Sagen Sie ihr, dass sie eine tolle Mama ist, sie alle Instinkte einer Mutter besitzt und ganz gelassen die neuen Aufgaben annehmen sollte. Seien Sie stolz, zeigen Sie Ihre Zuneigung und ordnen Sie sich unter. Damit helfen Sie dem Neuankömmling mehr als mit tausend Ratschlägen. Eines der größten Probleme in der täglichen Praxis ist eine unsichere Mama. Babys haben riesige Antennen für solche Unsicherheiten (die normal sind). Seien Sie bei Bedarf da und helfen Sie der jungen Familie – das schafft Sicherheit und Rückenwind für Mutter und Kind.

13. Schlussbemerkungen

Nicht jede Entwicklungsverzögerung im Säuglings- und Kleinkindalter ist wirbelsäulenbedingt. Gleiches gilt für Schreiprobleme in den ersten Lebenswochen, für Fehlhaltungen des Kopfes und Rumpfes oder Sabbern und Spucken. Daher sollte immer eine diesbezügliche (kinder-)ärztliche Kontrolle durchgeführt werden. So schaut man, ob beispielsweise eine Kopfschiefhaltung nicht auch durch Sehfehler oder neurologische Probleme hervorgerufen wird. Wenig hilfreich ist, aus jedem auffälligen Säugling ein KISS Kind „zu machen". Das trifft aber auch auf das andere Extrem zu.

Vorurteile haben hier genauso wenig Platz wie das KISS Konzept als Patentlösung für jede Entwicklungsstörung im Säugling- und Kleinkindalter zu benutzen. Darüber hinaus muss der Therapieerfolg die „Arbeitsdiagnose" KISS bestätigen, um einen Zusammenhang zwischen Kopfgelenksblockierung und aufgetretenen Symptomen herzustellen. Verschwinden die Auffälligkeiten nach Lösung der Funktionsstörung(en) in der Wirbelsäule nicht, dann sollte nach weiteren Ursachen gesucht werden.

Unter Berücksichtigung dieser Voraussetzungen ist die meist einfache und effektive manualmedizinische Behandlung von entsprechend symptomatischen Kindern schon jetzt ein fester Bestandteil vieler (kinder-)ärztlicher Praxen geworden und aus dem pädiatrischen Alltag nicht mehr wegzudenken.

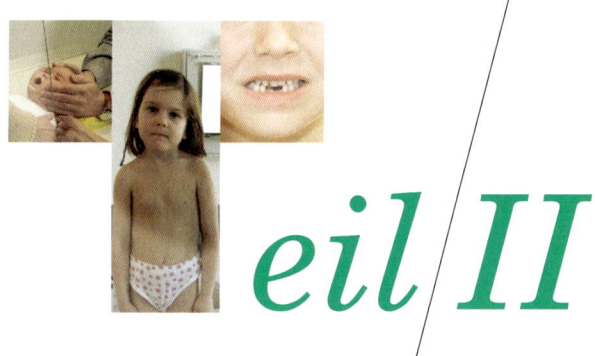

Teil II

1. Prolog

Es war ein besonderer Tag dieser 7. Februar. Nicht etwa weil dicke Eisblumen das Fenster von Olafs Kinderzimmer schmückten, nein, heute war sein sechster Geburtstag. Wie immer wachte der Junge schon zeitig auf. Seit mehr als einer Stunde saß er bereits am Fenster und schaute den vorbeifahrenden Autos ungeduldig zu. Um seinen Eltern eine Freude zu bereiten hatte er sich schon angezogen. Die lustigen Dinos auf dem T-Shirt waren zwar heute hinten auf dem Rücken, aber das fiel Olaf nicht auf. „Zum Glück hatte Mutti nicht das Hemd mit den Druckknöpfen rausgelegt", dachte Olaf.

Dann endlich war es soweit. Die Tür öffnete sich und aus dem Wohnzimmer erklang das schon obligatorische „Weil heute dein Geburtstag ist ...". Der Tisch war festlich geschmückt, sechs Kerzen verbreiteten ihr gemütliches und doch geheimnisvolles Licht. In der Mitte des Raumes stand unübersehbar sein neues Fahrrad, so richtig mit Pedalen und Klingel und Licht. Das ist gleich etwas ganz anderes als der blöde Roller, mit dem man eh' nur hinfällt. Neben dem blauen Sturzhelm hingen vorsorglich auch Ellenbogen- und Knieschützer am Lenker.

Auf den vielen Süßigkeiten lag eine Jumbopackung Filzstifte, die konnten wenigstens nicht abbrechen. Zwar mochte Olaf nicht sonderlich gerne malen, aber nun käme er sicher nicht drum herum auch ein Bild für Muttis Kühlschrank zu zeichnen. Dort hing schon seit Wochen ein bunt gemaltes Bild von Charlotte, seiner jüngeren Schwester, und das war wirklich gut.

Das Kerzen auspusten übernahm der Papa, weil nach etlichen Versuchen immer noch drei Lichter brannten. „Daran ist nur die dumme Zahnlücke schuld", rechtfertigte sich Olaf.

2. Das KIDD Konzept

Unter *Kopfgelenk induzierter Dysgnosie und Dyspraxie*, kurz KIDD, werden verschiedene Folgeerscheinungen einer unbehandelten KISS Problematik zusammengefasst. Wie schon der Namenswechsel andeutet sind die Haltungs- und Bewegungsasymmetrien aus dem Säuglings- und Kleinkindalter in den Hintergrund getreten oder werden von den nunmehr Vorschul- und Schulkindern zunehmend kompensiert. Dafür haben sich andere Auffälligkeiten entwickelt, für die der Begriff Dysgnosie und Dyspraxie gewählt wurde.

Beides sind Formen von Wahrnehmungsstörungen, die das Erlernen von Denk- und Bewegungsabläufen beeinträchtigen oder das Aufrufen von bereits gelernten Herangehensweisen verhindern. Der obere Wirbelsäulenpol ist letztlich nicht nur für Haltung und Bewegung verantwortlich sondern auch für Wahrnehmung. So kann beispielsweise das Kind die mühsam am Vortag geübten Zahlen am Folgetag wiederum nicht zu Papier bringen. Dyspraxie lässt sich dabei noch am einfachsten mit 'Ungeschicklichkeit' übersetzen.

Diese Ungeschicklichkeit kann sich sowohl auf fein- als auch grobmotorische Bereiche erstrecken, gelegentlich ist jedoch nur ein Teilbereich auffällig. Für die Feimotorik können das Probleme beim Malen oder Basteln sein. Das „sich selbst Anziehen" macht dann Schwierigkeiten, insbesondere wenn noch komplizierte Verschlusskonstruktionen wie Knöpfe oder Schnürsenkel zu benutzen sind. Indiz dafür sind nicht selten eine Abneigung, fantasievolle Ausreden oder Vermeidungsstrategien in Bezug auf solchen Tätigkeiten. Auch ein unleserliches Schriftbild kann hierher gehören.

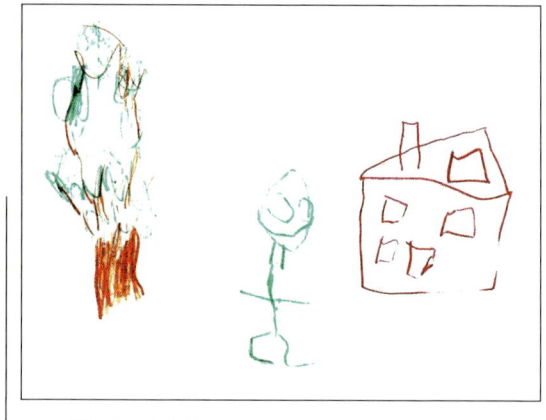

Chris, 5 Jahre, vor ...

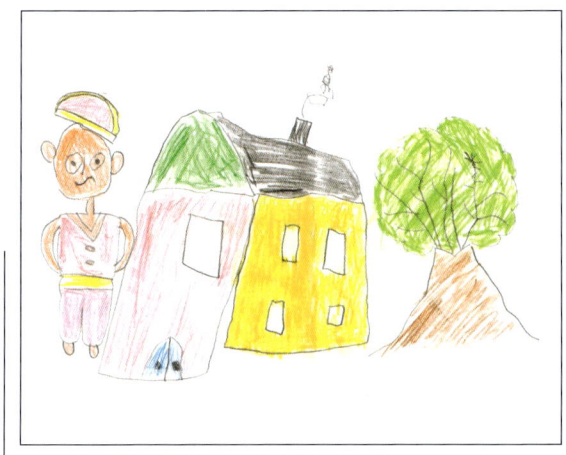

... *und 8 Wochen nach einmaliger Behandlung*

Max, 10 Jahre, vor Behandlung und 8 Wochen später

Grobmotorische Entwicklungsrückstände lassen sich schon eher zurückverfolgen. So berichten die Eltern über Gangauffälligkeiten, häufige Stürze oder Stolpern im Kleinkindalter, das Dreirad- und Roller- oder Kettcarfahren hat eigentlich nie so richtig geklappt und auch Turnen machte dem Kind nur wenig Spaß, weil die Erfolgserlebnisse fehlten.

Manche Kinder leiden unter Unsicherheiten beim Rutschen und machen einen großen Bogen um Klettergerüste. Andere hingegen sind richtige „Racker". Sie können nie genug auf dem Spielplatz bekommen und sind auf dem Fußballplatz oder in der Turngruppe erst zufrieden, wenn sie richtig „k.o." sind.

Schaut man dann jedoch auf die Qualität ihrer Bewegungen wie beim Balancieren oder Einbeinstand, dann werden diesbezügliche Defizite unübersehbar.

Im Einzelfall bestehen zusätzlich Überempfindlichkeiten im Kopf-Nackenbereich, hier wird das Haar kämmen oder schneiden zum eigentlichen Problem. Ähnliches gilt für Berührungen wie „in den Arm nehmen". Eine Mutter berichtete erst bei der Kontrolluntersuchung unter Tränen über diesbezügliche Abneigungen ihres zehnjährigen Sohnes und auch, dass der Junge seit der Erstbehandlung diese Umarmungen jetzt zu ihrer Freude intensiv genießt.

Viele Kinder bemühen sich, Ungeschicklichkeiten zu verbergen, sie fangen an zu kaspern (Einbeinstand) oder verweigern sich. Beispielsweise wird ein Kind, das beim Krabbeln durch ein Kastenteil im Turnunterricht immer wieder das Kastenteil umwirft (und alles lacht), recht schnell reagieren „ ... nein, mach' ich nicht", oder es zieht sich zurück. Das wird dann oft als Verhaltensauffälligkeit fehlgedeutet, die (aus der Sicht des Kindes durchaus sinnvolle) Vermeidungsstrategie nicht erkannt.

Auch bei Konzentrationsstörungen und Ein- und Durchschlafstörungen oder Hyperaktivität lohnt ein Blick auf die Wirbelsäule. Hier wird man dann jedoch nicht nur nach Funktionsstörungen fahnden, sondern auch Überlastungen durch Fehlhaltungen und „spezielle Konstruktionen" der beiden Wirbelsäulenpole ausschließen wollen.

Nur für Neugierige

Zahlreiche ungeschickt wirkende Kinder haben Schwierigkeiten Bewegungsabläufe zu automatisieren, d.h. so im Gehirn abzulegen, dass sie ohne zu überlegen Übungen wie den Hampelmannsprung oder wechselseitiges Einbeinhüpfen absolvieren können. Dies gelingt dann erst (mehr oder weniger gut) nach einer „kleinen schöpferischen Pause" vielleicht kommt auch noch eine Zwischenfrage, um etwas Zeit zu gewinnen. Müssen solche Bewegungen jedoch immer wieder bewusst gesteuert werden, dann geht fast nichts mehr, wenn die Aufgaben noch schwieriger werden (z.B. Einbeinhüpfen und Ball fangen oder Balancieren und ein Lied singen).

3. KIDD in verschiedenen Altersgruppen

Wie schon erwähnt, verläuft die Kleinkindentwicklung sehr variabel, so dass „Restauffälligkeiten" einer alten KISS Problematik in der Streubreite der Altersnorm häufig untergehen. Erst im Vorschul- bzw. Schulalter werden die Anforderungen an das Kind wieder derart komplex, dass ehemalige KISS Kinder erneut auffällig werden.

Im Vorschul- und Schulalter warten viele neue Herausforderungen auf unsere Kinder. Die fein- und grobmotorischen Anforderungen steigen sprunghaft, der Umgang mit Pinsel und Buntstiften muss altersgerecht gemeistert werden.
Ballfangen, Einbeinstand, Roller- und Fahrradfahren stehen auf dem Programm. Noch schwieriger wird es dann beim Hampelmannsprung. Darüber hinaus werden zunehmend auch Wahrnehmungen aus den unterschiedlichsten Bereichen, Erinnerungen und vieles andere mehr zu einem großen Ganzen. Es entwickelt sich beispielsweise das räumliche, mathematische und zeitliche Vorstellungsvermögen.

So erwarten wir, dass bei Schulanfängern die Haus-, Baum-, Menschzeichnung nicht nur erkennbare Strukturen aufweist. Die Strichmännchenzeichnung sollte längst verlassen sein, die Hände fünf Finger haben, Proportionen halbwegs stimmen, … Selbstverständlichkeiten wie sich selbst anzuziehen, eine Schleife zu binden oder die Grundregeln als Fußgänger zu kennen seien nur am Rande erwähnt.

Schon ab dem fünften Lebensjahr kann das normal entwickelte Kind den Einbeinstand auf beiden Seiten stehen, der Zehenspitzenstand ist sicher und auch das Einbeinhüpfen macht rechts wie links keine Probleme.
KIDD Kinder sind meist längst nicht soweit. Hier bestehen noch motorische Asymmetrien zwischen beiden Körperhälften. Koordinativ anspruchsvolle Bewegungen wie der Hampelmannsprung sind auch im Schulalter noch „lustig" anzuschauen. Natürlich sind sich viele Kinder über ihre Schwierigkeiten durchaus bewusst und fangen dann an zu kaspern, wechseln schnell zum anderen Bein (weil sie glänzen wollen) oder verweigern sich.

Ähnliche Asymmetrien sieht man dann auch in Bezug auf die Haltung. Meist wird eine Schulter hochgezogen, der Kopf bleibt (wie immer) leicht zu einer Seite geneigt, die Wirbelsäule ist nicht ganz gerade oder die Flanken sind asymmetrisch geschwungen. Nicht selten findet sich dann auch ein Beckenschiefstand.

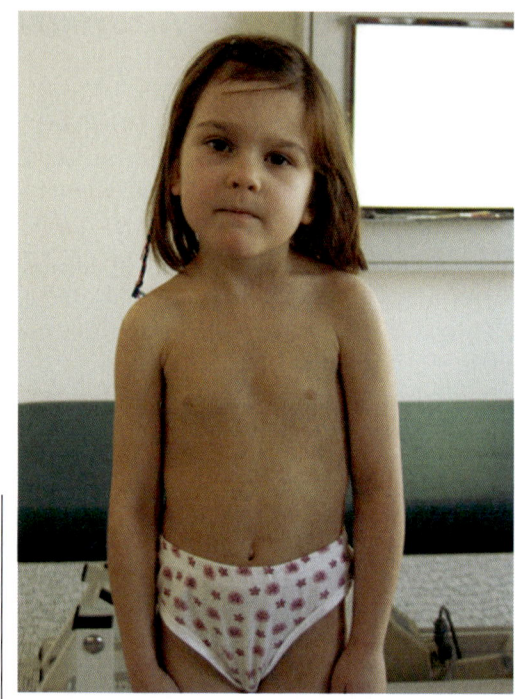

KIDD mit Haltungsstörung bei früherer KISS I Problematik

Andere Kinder haben ihre Probleme in der Vorn-Hinten-Ebene. Hier kann dann der Zehenspitzenstand nicht sicher gestanden werden. Der Bauch ist etwas herausgestreckt, es findet sich ein vermehrtes Hohlkreuz, die Muskulatur zwischen den Schultern ist vermindert entwickelt und die Schulterblätter stehen etwas ab. Manchmal bestehen darüber hinaus noch Mundschlussstörungen, die logopädische Behandlung (Sprachtherapie) ist noch nicht ganz abgeschlossen oder es ist beim älteren Kind eine kieferorthopädische Zahn- und Kieferregulation geplant.

Am Ende der Grundschulzeit hat sich die motorische Entwicklung oft etwas eingependelt. Nach fleißigem Üben klappt selbst das Fahrradfahren. Zwar wirken die Kinder noch immer etwas schwerfällig, und Sport ist nach wie vor nicht ihr Ding. Sie haben jedoch gelernt, sich mit ihren Problemen zu arrangieren. Koordinative Restauffälligkeiten zeigen sich gelegentlich noch im Schwimmbad oder die Handschrift lässt weiterhin zu wünschen übrig.

In den Arztberichten der „kleinen Patienten" ist manchmal von MBD (Minimal Brain Dysfunktion) oder POS (psychoorganisches Syndrom) die Rede, also Leistungsstörungen des Hirns ohne dass die eigentlichen neurologischen Untersuchungen entsprechend auffällig waren.

Manche Kinder fallen jedoch noch immer wegen ihrer motorischen Unruhe auf. Sie sind zappelig und haben noch immer nicht „gelernt" ruhig zu sitzen, doch dazu im Kapitel Hyperaktivität mehr.

Bei Jugendlichen mit einer ehemaligen (unbehandelten) KIDD Problematik sind meist schon alle Weichen gestellt. Sie haben gelernt mit ihren Defiziten umzugehen und auch die Vermeidungsstrategien sind erprobt oder werden durch die Pubertät modifiziert. Die geeignete Schulform hat sich „gefunden", die Stärken und Schwächen sind bekannt und akzeptiert. Vor Abschluss des Wachstums rücken wieder Haltungsstörungen in den Vordergrund oder das legere Auftreten verstärkt oft diese Fehlhaltungen.

Das ist aber auch die Zeit, in der erste Klagen über Rücken- und Kniebeschwerden oder (unklare) Bauchschmerzen geäußert werden oder die früher nur gelegentlich bestehenden Kopfschmerzen sich verstärken. Zwar kann man bei genauem Hinsehen noch immer motorische Rückstände nachweisen, aber wer überredet schon eine 14-Jährige den Hampelmannsprung vorzumachen?

4. Die Organisation der Wahrnehmung

Der Regisseur eines mehrteiligen Films ließ seine Hauptdarstellerin einst sagen „Nichts ist komplizierter als die Wahrnehmung" und recht hat er. Daher wird das folgende Kapitel sicher komplizierter als die vorausgehenden.

Wie schon erwähnt entwickeln sich im Vorschul- und Grundschulalter das räumliche und zeitliche Vorstellungsvermögen. Nicht umsonst stehen hier das Erlernen der Zahlenreihen, Rechnen, Buchstaben zu Wörtern zusammenfügen und das Ablesen der Uhr auf dem Stundenplan. Mit anderen Worten werden aus unterschiedlichsten Wahrnehmungsinformationen immer komplexere Denk- und Leistungsschablonen im Hirn abgelegt, wir sagen engrammiert. Je nach individuellen Erfahrungen werden diese dann auch noch beispielsweise mit Emotionen (das kann ich gut, das macht Spaß) unterlegt.

Lange Zeit war unklar, wie unser Hirn solche Leistungen eigentlich programmiert und im Gedächtnis ablegt.
Heute gehen wir davon aus, dass das Nervensystem lernt, indem zahllose Nervenzellen auf eine bestimmte Art und Weise miteinander verknüpft werden. Dadurch entsteht eine Art „Trampelpfad", der einen bestimmten Weg vorgibt (bahnt) und sogar unterschiedliche Wege miteinander verknüpft. Diese Nervenzellen liegen in unterschiedlichen Arealen des Nervensystems und unterscheiden sich voneinander. So sind sie für verschiedene Leistungen wie Motorik oder Emotion etc. vorbestimmt. Die „Trampelpfade" entstehen durch Üben oder drastische Erfahrungen, zum Teil sind sie jedoch auch schon durch Reflexe vorgegeben.
Je häufiger ein „Trampelpfad" benutzt wird, umso schneller und besser funktioniert er. Andererseits kann das Ganze auch wieder verloren gehen und muss neu geübt werden. Darüber hinaus ist das Hirn in der Lage, Areale, die wieder und wieder benutzt werden, noch zu vergrößern und umgekehrt. Wir nennen diesen Prozess Plastizität / Neuroplastizität. Dieser Mechanismus ist zeitlebens aktiv, wird jedoch nach und nach inaktiver. Werden beispielsweise die Hörbahnen nicht spätestens bis zum dritten Lebensjahr aktiviert, so sind sie dann schon derart verkümmert, dass sie funktionsuntüchtig sind. Andererseits ist bei Taxifahrern das Gebiet des Ortsgedächtnisses deutlich größer als bei „normalen Menschen".
Jeder von uns hat mit diesen Mechanismen schon „Bekanntschaft" gemacht. Haben wir beispielsweise eine Vokabel falsch gelernt, so fällt

uns immer erst das falsche Wort ein (Trampelpfad) und nur durch eine „Eselsbrücke" als neue Verknüpfung des falschen Weges (weiterführender Trampelpfad) kommen wir zum richtigen Begriff. Bei Fehlern in der Motorik muss der Trampelpfad eventuell gänzlich neu angelegt werden und dafür benötigt man noch mehr Übung. Leistungssportler können ein „Lied" davon singen. Daher sollten entsprechend symptomatische Kinder schon sehr zeitig gefördert werden.

Bei den meisten erfolgt die Verknüpfung der Trampelpfade unterschiedlicher Qualitäten (z.B. Motorik, Sehen, Hören, Denken) ganz individuell, evt. spielen hier auch genetische Faktoren eine Rolle. Muss jemand erst alles gehört haben um sich dies und jenes zu behalten, so spricht man von einem akustischen Lerntyp. Dementsprechend kann der visuelle Typ besser Gesehenes verarbeiten. Jemand der sich nur in Bewegung optimal konzentrieren kann ist dann ein kinästhetischer Typ.
Die Arzthelferinnen in meiner Praxis wunderten sich anfangs, weil ich beim Diktieren von Befunden im Sprechzimmer auf und ab gehe.
Das Vermitteln von Lernstrategien ist immer wieder eine pädagogische Herausforderung, da es hier individueller Betreuung bedarf. Letztlich ist auch das Auswendiglernen von Gedichten etc. darauf ausgerichtet, entsprechende Fähigkeiten zu entdecken und zu schulen. Der Weg ist also das Ziel, nicht das Gedicht.

Interessanterweise hat „Mutter Natur" für bestimmte Lernprozesse Altersgrenzen „angelegt", in denen Trampelpfade für bestimmte Leistungen ganz besonders gut aufgebaut werden können. Dies erleichtert uns das aufeinander aufbauende Lernen. Ein solches Zeitfenster gibt es beispielsweise für motorische Fähigkeiten (Krabbeln etc.) oder für die Sprachentwicklung. Diese Zeitfenster sind dann unterschiedlich lange offen, für die Sprachentwicklung bis ca. zum 16. Lebensjahr. Daher erklärt sich, dass unsere Kinder eine neue Sprache fast spielend (und korrekt) erlernen und wir Erwachsenen trotz besserer Lernstrategien (auswendig lernen) nie ganz perfekt sein werden. Mit zunehmendem Alter geraten viele einst angelegte Wege wegen unserer (körperlichen) Inaktivität wieder in Vergessenheit. Wir können dann nicht mehr so schnell reagieren, manchmal resultiert auch eine gewisse Ungeschicklichkeit (Sackhüpfen auf dem Kindergeburtstag!! – auch schon probiert?). Erneutes Üben hilft dann zumindest teilweise unser Können wieder „aufzupolieren". Bei sehr alten Menschen verschwinden einst erlernte Bewegungs- und Verhaltensweisen gänzlich und werden teils durch kindliche Muster (die unterschwellig immer vorhanden waren) ersetzt. Beispiele dafür sind Weinerlichkeit oder mit offenem Mund zu essen.

Das sensomotorische System ist für die Wahrnehmung (Sensorik) und Antwort bzw. Umsetzung (Motorik) von Reizen verantwortlich. Hierbei verlassen wir uns unter anderem auf die Nahsinne, die Fernsinne und die vegetative Wahrnehmung.

Setzt sich ein Erwachsener auf einen „tiefer gelegten" Stuhl und haben die Augen das nicht vorher erkannt, so kommt dann meist just in dem Moment in dem man an der gewohnten Sitzhöhe „vorbeirauscht" ein „Huch" (verbunden mit einem kleinen Schreck). In meinem Sprechzimmer stand früher solch ein bequemer „tiefer gelegter" Korbstuhl, der eigentlich für die Kinder gedacht war. So hatten die Füße Bodenkontakt und die Sitzhaltung richtete sich auf. Oft ließen sich jedoch die Mütter darauf nieder und beim „Huch" wusste ich dann schon ohne hinzuschauen was passiert war.

Manchmal waren die Mütter schneller als meine Warnung und dann konnte man beobachten, wie sie vorher (in kritischer Höhe) kurz abstoppen um, die Bewegung nicht mehr aufhaltend, doch noch Platz zu finden. Immerhin hatten dann Teile des Körperschemas (und hier besonders der Bewegungsapparat) die veränderte Situation wahrgenommen und Gegenmaßnahmen eingeleitet. Mir selbst wurde jedoch einmal mehr klar, wie geschult unser Bewegungssinn eigentlich ist und auch ein diesbezügliches Gedächtnis eigentlich genau weiß, wann bzw. in welcher Höhe (vorheriges Abstoppen und Feindosierung damit man sich nicht zu sehr fallen lässt) die Sitzfläche zu erwarten ist.

Die verschiedenen Wahrnehmungsqualitäten werden im Großhirn zusammengeführt (integriert), miteinander verrechnet, gegebenenfalls mit Emotionen („Huch") versehen und beantwortet. Bei Störungen dieses Systems sprechen wir dann von einer sensomotorischen Integrationsstörung. Mit anderen Worten führt eine fehlerhafte Reizverarbeitung in einem oder mehreren Wahrnehmungsbereichen oder eine nicht optimale Ausführung der Antwort zu Auffälligkeiten. Dementsprechend vielfältig sind die diagnostischen und therapeutischen Ansätze. Dabei kann ein und dieselbe Grundproblematik im Einzelfall sehr unterschiedliche Symptome hervorrufen oder umgekehrt ähnliche Symptome durch Störungen verschiedener Bereiche unterhalten werden. Daher wird das Überprüfen des Gehörs genauso viel Sinn machen wie eine Sehkontrolle oder die Diagnostik der Propriozeption - also des „Haltungs- und Bewegungssinnes".

Im Laufe der letzten Jahre hat sich gezeigt, dass auch Funktionsstörungen der oberen Halswirbelsäule dabei eine wichtige Rolle spielen können. Immerhin sind hier wesentliche Reizwahrnehmungs- und

Steuerungsmechanismen verankert. So finden sich beispielsweise Verbindungen zu vegetativen Zentren, den Augen (siehe „Leseversuch Teil I), den Gleichgewichtszentren und anderen mehr. Andererseits ist das Umsetzen der Reizantwort (Motorik) in beträchtlichem Maße auf eine regelrechte Funktion der Wirbelsäule und der Muskulatur angewiesen. Sind die dafür notwendigen Trampelpfade nicht optimal angelegt (fehlerhafte Bewegungsmuster), Verknüpfungen nicht effektiv verschaltet oder die Ansteuerung dieser Bahnen gelingt nicht ausreichend (vorge-/verspannte Muskulatur reagiert schneller), werden auf den Bewegungsapparat bezogen sowohl die Wahrnehmung als auch die Motorik darunter leiden. Es resultiert eine Ungeschicklichkeit.

Für die Gesamtverrechnung bedeutet dies, dass einzelne „Parameter" nicht richtig stimmen und das Gesamtergebnis verfälscht wird. Darüber hinaus können sich einzelne Informationen dann sogar widersprechen, man wird unsicher (z. B. Formen der Höhenangst).

Nur für Neugierige

Bisher unklar war der Stellenwert von verschiedenen assoziierten Bewegungs- und Reflexmustern bei Vorschul- und Schulkindern. Einige Behandlungsstrategien (INPP, SI-Mototherapie, PäPKi) sind entwickelt worden, um entsprechend betroffene Kinder spezifisch zu fördern. Hintergrund ist die Annahme, dass Restreaktionen aus dem Säuglingsalter nicht vollständig in die Sensomotorik integriert wurden und so unterschwellig entsprechende Muster stören. Wie schon im Teil I betont handelt es sich dabei jedoch nicht um Restreaktionen angeborener Fremdreflexe. Die Kinder sind viel mehr noch auf angeborene Absicherungsprogramme der Haltung in der Bewegung angewiesen, da sie neue Programme nur schwerlich entwickeln können beziehungsweise vorhandene Muster kaum überarbeiten können. Auch fällt es ihnen schwer, intuitiv auf derartige Reaktionen gänzlich zu verzichten, wenn die Situation eigentlich ungefährlich ist und kein Bedarf für eine Haltungsanpassung besteht.

Besondere Bedeutung für die Weiterentwicklung der Sensorik und Motorik haben unter anderem die tonischen Nackenreflexe (TNR). Ihre Rezeptoren liegen in der oberen Halswirbelsäule und liefern bei deren Funktionsstörung fehlerhafte Informationen. Nach Manualtherapie und späterem intensivem häuslichen Turnen (Hausaufgaben) haben wir deutliche Verbesserungen gesehen, die bei den jeweiligen Jungen und Mädchen allein mit Manualtherapie nicht zu verzeichnen waren.

Nun ist jedoch der menschliche Organismus in der Lage solche fehlerhaften Informationen zu kompensieren. Ein Kind, das Probleme bei der Feindosierung von Kraft hat oder nicht richtig sieht, wird solange schön schreiben wie es sich darauf konzentriert. Erst ab der dritten oder fünften Zeile lässt die Konzentration nach und das Schriftbild wird unleserlich. Gleiches gilt beispielsweise für die Schwerhörigkeit, bei der das Kind sich auf das Gehörte mehr als „geplant" konzentrieren muss, um alles richtig zu verstehen. Auch dann kann ab der vierten oder fünften Zeile des Diktats alles durcheinander gehen. Dagegen kann das Gehör auch auf „superempfindlich" eingestellt sein, so dass lärmende Mitschüler genauso wie die berühmte Stecknadel die Konzentration über Gebühr beanspruchen - dazu auch weiter unten mehr. Ein Symptom und viele Gesichter.

Rasche Ermüdbarkeit, Kopfschmerzen sowie als Konzentrationsstörungen beschriebene Leistungsdefizite sind die Folge. Zusätzliche Belastungen[8] (wenig Schlaf, kein Frühstück, Mobbing ...) führen schneller zur Dekompensation, die Kinder sind weniger belastbar oder brauchen besonders viel „Auslauf".
Nun aber daraus zu schließen, das Kind habe in jedem Fall Konzentrationsstörungen ist dann eigentlich nicht ganz richtig. Oft sieht man bei Tätigkeiten, die die Kinder gern machen (z.B. Puzzeln), dass sie sich stundenlang beschäftigen können.

Nur für Neugierige

Das Computerzeitalter bringt unweigerlich auch immer neue Spiele mit sich. Eltern von älteren Kindern haben nun ihre größten Mühen ihrem Nachwuchs entsprechende Zeitbegrenzungen für die beliebte Freizeitbeschäftigung zu vermitteln.
Erzielt ihr Kind schon nach wenigen Minuten sein bestes Resultat (evtl. Punkte/Level) und die zunehmende Spieldauer führt nicht zu besseren Ergebnissen, dann kann dies in einer Konzentrationsstörung begründet sein (rascher Leistungsknick). Steigert sich das Kind jedoch innerhalb der ersten 30 Minuten zunehmend, so kann hier keine (im engeren Sinne) Störung der Konzentration vorliegen.

Demgegenüber stehen Schüler, die Schwierigkeiten haben, Reize ausreichend zu filtern. Sie werden in Ruhe ihre Aufgaben meistern und nur in verschiedenen Situationen (viele Geräusche in der Klasse) Konzentrationsprobleme offenbaren. Folgerichtig sollte man dann diesem Filtrationsproblem nachgehen. Auch dabei kann die Wirbelsäule eine wichtige Rolle spielen.

---

[8] Eine solche zusätzliche Belastung kann auch die Winkelfehlsichtigkeit darstellen. In der Augenheilkunde gilt die Winkelfehlsichtigkeit als umstritten. Ich habe jedoch in der Praxis sehr gute Erfolge nach Korrektur gesehen.

Zahlreiche Kinder haben gelernt mit ihren Problemen zu leben und entsprechende ausgleichende Strategien entwickelt. Sie sind kaum auffällig. Manchmal klagen sie in Abhängigkeit von bestimmten Anforderungen „lediglich" über Kopfschmerzen.

Wenn auch nicht direkt, so hat doch selbst die Ernährung Einfluss auf die Organisation der Wahrnehmung. Selbstverständlichkeiten wie vitaminreich und ausgewogen müssen nicht sonderlich betont werden. Dazu gehört ein (ruhiges) Frühstück im Kreis der Familie ebenso wie der morgendliche Flüssigkeitsausgleich. Gerade das Frühstück bietet für Familien gute Möglichkeiten der Struktur und des (vorbildlichen) Zusammenlebens. Wenn irgendwie möglich sollten die Eltern gemeinsam mit ihrem Nachwuchs am Tisch sitzen, den Tag besprechen und vielleicht auch etwas „flachsen". Dabei lohnt es sich durchaus, die Kinder etwas eher zu wecken und so (meist noch) den Papa zu sehen. Gegebenenfalls kann man die Kinder auch am Abend eine halbe Stunde eher ins Bett legen, um einem Schlafdefizit vorzubeugen. Das bietet den Eltern ganz nebenbei die Möglichkeit, abends die Zeit allein und gemeinsam zu verbringen ...
Doch zurück zur Ernährung: Wenig bekannt sind die Auswirkungen von verschiedenen Geschmacksverstärkern wie Glutamat. Sie finden sich besonders in Lebensmitteln, die für die Zielgruppe Kinder „zugeschnitten" sind. Geschmacksverstärker animieren zum Essen und unterstützen Übergewichtigkeit. Sie bremsen das Sättigungsgefühl und fördern die Ausschüttung von Glückshormonen. Zeitlich versetzt entsteht reaktiv eine vermehrte Unruhe. Dabei sind solche Zusätze auf den Packungen nicht immer leicht zu erkennen:

Tipp: Beim Einkauf den Zusatz „Geschmacksverstärker", „Aroma", E 621 oder z.B. „Hefeextrakt" auf der Packung beachten/meiden.

5. Die manualmedizinische Behandlung von Kindern mit sensomotorischen Integrationsstörungen

Man wird im Vorhinein nie genau sagen können, bei welchem Kind die Behandlung der Wirbelsäule mit ihren Funktionsstörungen durchgreifende Erfolge bringt. Dafür ist die Organisation der Wahrnehmung und ihre Umsetzung viel zu komplex. Ein Kollege brachte das scherzhafterweise so zum Ausdruck: „Wäre das Hirn so einfach gebaut, dass wir es verstehen könnten, wären wir so einfach gebaut, dass wir es nicht verstehen könnten".

„Aber wir sollten uns Mühe geben", könnte man entgegnen.

Sensomotorische Störungen, denen eine KIDD Problematik zugrunde liegt, weisen oft ähnliche Vorgeschichten, Haltungsabweichungen und Teilleistungsstörungen auf. Die MotopädIn, MototherapeutIn oder ErgotherapeutIn hat eventuell schon Defizite des kinästhetischen Systems diagnostiziert.

Bei der Erhebung der Anamnese interessieren uns neben den „üblichen" Fragen auch Hinweise auf eine früher vorliegende KISS Problematik, daher sollte es niemanden verwundern, dass bei einem Achtjährigen nochmals nach der Geburt und der Entwicklung im Säuglingsalter gefragt wird. Wie schon erwähnt, wird man bei der Beurteilung der Teilmuster nach dem „roten Faden" suchen.

5.1 Fein- und Grobmotorik

Zur Einschätzung diesbezüglicher Leistungen wurden in den vergangenen Jahren umfangreiche Testverfahren entwickelt. In der Praxis kann man aus unterschiedlichsten Gründen nur einen Teil dieser diagnostischen Hilfen anwenden um eine orientierende Beurteilung abgeben zu können. Dies variiert von Untersucher zu Untersucher.

Die Qualität der Feimotorik lässt sich unter anderem an der mitgebrachten Haus-, Baum-, Menschzeichnung ablesen.

Genauso wichtig können aber auch Schriftproben (Deutschheft) sein. Beides bietet den Vorteil, dass eventuelle Verbesserungen beim Vergleich zur Kontrolluntersuchung sichtbar werden. Natürlich beobachtet man das Kind beim Ausziehen oder auch bei der sehr körperbezogenen Untersuchung.

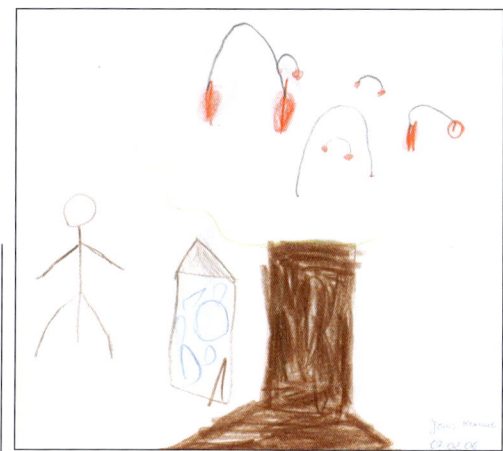

Name & Geburtstag des Kindes:

Jonathan 6 Jahre 14.02.06

Zutreffendes bitte ankreuzen:
0= überhaupt nicht   1= ein wenig   2=ziemlich   3= sehr viel

Beobachtung	_Stärkegrad d. Aktivität:_			
	0	1	2	3
Rastlos, dauernd in Bewegung			X	
Reizbar, impulsiv				X
Stört andere Kinder			X	
Kurze Aufmerksamkeits-Spanne, beginn vieles & führt es nicht zu Ende				X
Zappelt dauernd				X
unaufmerksam, leicht abzulenken				X
kann nicht warten, rasch enttäuscht			X	
weint schnell			X	
Stimmung wechselt schnell und drastisch			X	
Neigt zu Wutausbrüchen, explosiv, unberechenbar				X

Datum: 14.02.06

Jonathan vor ...

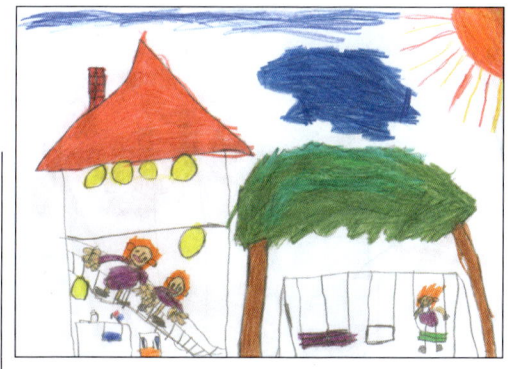

Name & Geburtstag des Kindes:

Jonathan 6 Jahre   05.04.06

Zutreffendes bitte ankreuzen:
0= überhaupt nicht   1= ein wenig   2=ziemlich   3= sehr viel

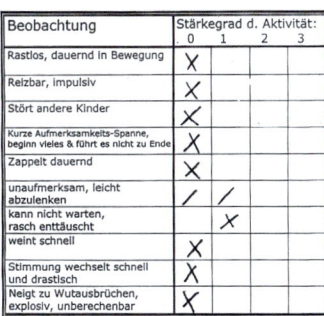

Beobachtung	_Stärkegrad d. Aktivität:_			
	0	1	2	3
Rastlos, dauernd in Bewegung	X			
Reizbar, impulsiv	X			
Stört andere Kinder	X			
Kurze Aufmerksamkeits-Spanne, beginn vieles & führt es nicht zu Ende	X			
Zappelt dauernd	X			
unaufmerksam, leicht abzulenken	/	/		
kann nicht warten, rasch enttäuscht		X		
weint schnell	X			
Stimmung wechselt schnell und drastisch	X			
Neigt zu Wutausbrüchen, explosiv, unberechenbar	X			

Datum: 5.4.06

... und 8 Wochen nach Behandlung

Anschließend interessiert uns die Stabilität des Standes. Kann man den nicht mehr so ganz jungen Patienten durch leichtes Schubsen aus der Balance bringen?

Das Hüpfen auf einem Bein sollte seitengleich und altersgerecht sicher sein. Auch können Vorschulkinder auf einer Linie vorwärts und rückwärts laufen. Bei den Größeren (eigentlich Älteren) wird das schon keine anspruchsvolle Aufgabe mehr sein. Doch wie sieht es hier mit dem Hampelmannsprung aus?

Ähnlich wie beim Hüpfen kann man die Balance für die Rechts- / Linksebene im Einbeinstand testen. Das Ganze noch mit geschlossenen Augen

(Ausschalten der optischen Wahrnehmung bei Kompensation) ist dann meist gar nicht so leicht.

Im Zehenspitzenstand erhält man Auskünfte über die Balance in der Vorn- / Hinten-Ebene. Mancher Leser erinnert sich gewiss an ähnliche Formulierungen im Teil I bei KISS Kindern.

Ebenso wichtig ist das Gespür des Therapeuten aber auch der Eltern für das Potenzial eines Kindes. Dafür gibt es keinen Test und man muss schon „zwischen den Zeilen lesen können". Oft hilft das Beobachten von Herangehensweisen an kniffliges Spielzeug oder das Verwickeln in Gespräche. Zahlreiche pfiffige Kinder können aufgrund von motorischen oder sprachlichen Unzulänglichkeiten ihr Potenzial nicht ausschöpfen und geraten schnell ins Abseits.

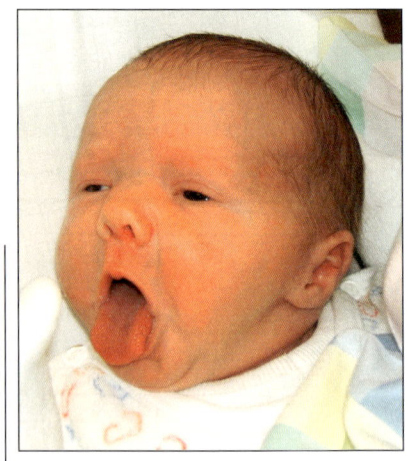

... man weiß nie genau, welches Potenzial das Kind entwickelt ...

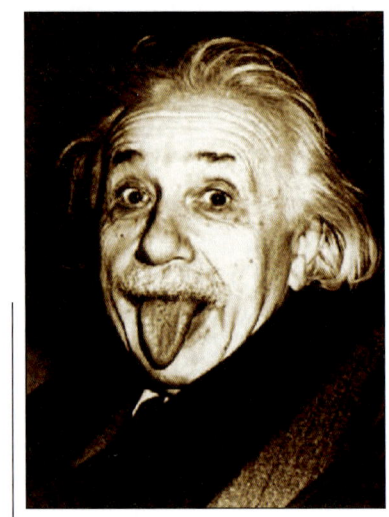

Albert Einstein auf einer Geburtstagskarte 1951

5.2 Die Haltung

Auf Aspekte der Haltungsdiagnostik wurde schon in den vorausgegangenen Kapiteln eingegangen. Diese Grundsätze gelten ebenfalls für ältere Kinder und Jugendliche.

Haltungsstörungen können sowohl in der Vorn-/Hinten- als auch in der Rechts-/Linksebene auftreten. Daher wird man nach einem Rundrücken mit Hohlkreuz und vorgezogenen Schultern fahnden. Meist steht der Mund noch vermehrt offen, die Muskulatur zwischen den Schulterblättern ist oft schwach, der Bauch wird herausgestreckt und das Becken kippt nach vorne. Die Beine stehen dann in einer X-Beinstellung und die Füße drehen nach innen (s. Teil I Kapitel 4.2.1).

Genauso wichtig ist die Symmetrie der Haltung. Sind die Schultern gleich hoch? Die Flanken sollten gleichmäßig geschwungen sein, die Schulterblätter nicht zu weit ab- und nicht einseitig tiefer stehen, die Gesäßfalten sind symmetrisch.

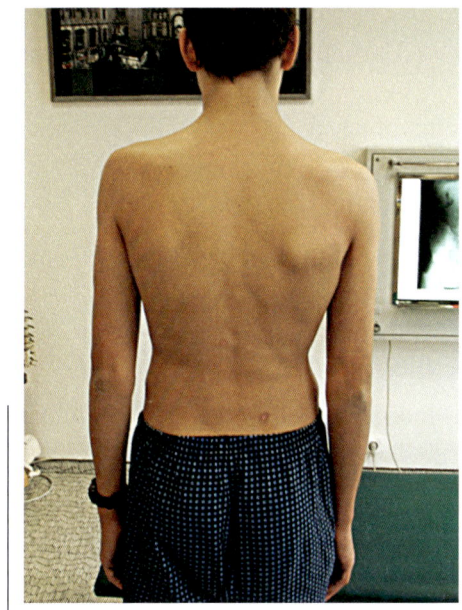

Schulterhochstand links, Schulterblatt- und Flankenasymmetrie ...

All dies lässt sich gut im heimischen Badezimmer kontrollieren, hier kann man die waagerecht und senkrecht verlaufenden Fliesenfugen als Hilfslinien benutzen. Gegebenfalls besteht so auch die Möglichkeit gleichgeschlechtliche Geschwister zu kontrollieren (genetische Komponente). Bei Auffälligkeiten wäre der nächste Schritt die Kontrolle beim Arzt. Zwischen dem sechsten und zehnten (zwölften) Lebensjahr entwickeln sich die meisten Fehlhaltungen und strukturelle Skoliosen. In den letzten Jahren haben sich zum Glück auch hier kinderärztliche Vorsorgeuntersuchungen etabliert – endlich!

Mädchen sind häufiger von deutlichen Fehlhaltungen betroffen als Jungen. Das liegt wahrscheinlich am meist verminderten Muskeltonus beim weiblichen Geschlecht. Insbesondere in der Pubertät profitieren Jungen durch den Einfluss von männlichen Hormonen (Testosteron) und erzeugen eine vermehrte Muskelgrundspannung bzw. eine kräftigere Muskulatur.

Die Behandlung von Haltungsstörungen bei Schulkindern umfasst im Wesentlichen 5 Säulen:

– Überprüfung / Behandlung von Funktionsstörungen beim ausgebildeten Arzt.

– Korrektur einer eventuellen anatomischen Fehlstatik (z. B. Beinlängendifferenz)

– Sport / Krankengymnastik

– Kieferorthopädische Kontrollen (Fehlbiss?)

– Atemübungen

Die Korsettbehandlung bleibt wenigen kaum beeinflussbaren Ausnahmefällen vorbehalten.

5.2.1 Fehlfunktionen der Wirbelsäule

Natürlich schaut man bei Fehlhaltungen als erstes, ob diese nicht durch Verspannungen der Muskulatur bzw. Funktionsstörungen der Wirbelsäule hervorgerufen werden. Schließlich ist eine Funktion des Achsenorgans die aufrechte und symmetrische Haltung zu gewährleisten. Je länger eine funktionelle Störung der Wirbelsäule besteht, desto „eingeschliffener" kann eine reaktive Fehlhaltung sein.

Diese wiederum ist dann eventuell durch das Wachstum schon so fixiert, dass keine noch so sinnvolle funktionelle Behandlung Wesentliches auszurichten vermag. Das wird besonders bei Jugendlichen deutlich, die jahrelang den Kopf schief gehalten haben. Hier sieht man im Röntgenbild, wie sehr sich die Anatomie, sprich das Aussehen der Kopfgelenke, der jahrelangen Fehlhaltung angepasst hat. Dennoch hat in diesem Fall auch die manuelle Therapie zur Verbesserung der Beweglichkeit ihren Stellenwert, so können beispielsweise reaktive Verspannungen beseitigt werden. Allerdings wird man so nur in begrenztem Umfang helfen können. Auch ein Grund, warum wir solche Kinder möglichst zeitig sehen wollen.

Nach der Haltungsdiagnostik im Stand interessiert uns die Haltung im Sitzen. Abweichungen zwischen beiden Positionen geben wertvolle Hinweise zum weiteren Vorgehen.

Bei der Kontrolluntersuchung nach ca. acht Wochen sieht man, ob die Fehlhaltung sich verbessert hat. Für den Fall, dass sich nicht viel veränderte, muss nach Störungen der Statik gesucht werden. Dann kann auch eine Röntgenaufnahme im Lenden- / Beckenbereich nötig sein, um anatomische Besonderheiten oder Beinlängendifferenzen zu erkennen. Im Einzelfall ist eine solche Röntgenuntersuchung auch schon bei der Erstkontrolle sinnvoll.

Bei Kindern unter zehn Jahren gebietet die Strahlenbelastung des Beckenbereichs besondere Zurückhaltung.

5.2.2 Die Fehlstatik

Nicht jede Fehlhaltung muss durch Funktionsstörungen der Wirbelsäule unterhalten werden. Solche „Wirbelblockierungen" können umgekehrt auch durch Haltungsstörungen ausgelöst sein. Dann wird die Erstbehandlung nur wenig „ausgerichtet" haben und die Wirbelsäule eventuell sogar erneut solche Verspannungen aufweisen.

Daher lohnt ein Blick auf wachstums- und anlagebedingte Ursachen einer Fehlstatik. Bei einer Beinlängendifferenz oder „speziellen Konstruktion" des Beckens beziehungsweise des unteren Anteils der Lendenwirbelsäule kann das Unterlegen eines Beines sinnvoll sein. Meist genügt ein halber Zentimeter. Dafür eignen sich in der Regel ganzsohlige Einlagen in den Schuh der kürzeren Seite. Hier kommen wenig nachgebende Materialien wie Filz oder Kork in Frage. Später kann dann geschaut werden, ob 0,5 cm ausreichen oder der Schuh noch weiter (höher) angepasst werden sollte. Gegebenenfalls ist eine Absprache mit dem Schuhmacher nötig. Sog. „Orthopädische Einlagen" sollten Spezialfällen vorbehalten sein.

5.2.3 Krankengymnastik und Sport

Für jede Fehlhaltung ist es unerlässlich, auch die haltende Muskulatur zu schulen. Dies gelingt jedoch nicht durch kurzzeitig ausgelegte Therapien. Wenn Krankengymnastik verordnet wird, muss man konsequenterweise auch langfristig entsprechende Übungsprogramme zu Hause absolvieren, sonst ist eine solche Therapie unsinnig. Alternativ oder zusätzlich stehen regelmäßige sportliche Betätigungen wie Turnen, Schwimmen, Reiten, Ballett, Leichtathletik oder viele Kampfsportarten zur Verfügung. Hintergrund ist die Schulung des Gleichgewichtssinnes mit entsprechenden Auswirkungen auf die Muskulatur. Von Vorteil ist dabei, dass die Kinder dann meist gern (und langfristig) Sport treiben und weniger die Haltungsstabilisierung als Behandlung im Vordergrund steht. Kinder, die zur Krankengymnastik gehen, werden in den Augen der Altersgenossen oft als krank angesehen, Kinder die Sport treiben sind sportlich. Der Krankengymnast kann in Abständen immer noch korrigierend helfen.

Nur für Neugierige

Kinder mit grobmotorischen Entwicklungsstörungen tun sich meist schwer mit „Breitensportarten" wie Fußball und Judo. Sie verlieren schnell die Lust am Sport, weil sie wiederum die Letzten oder Ungeschicktesten sind. Besser geeignet sind dann „Außenseitersportarten" wie Fechten, Bogenschießen, Trampolinspringen, Wasserball, Tischtennis etc. Einerseits sind diese Kinder hier meist unter sich (was mehr Erfolgserlebnisse mit sich bringt), andererseits die Sportgruppen klein und die Förderung dadurch intensiver. Sinnvoll ist die typengerechte Auswahl der Sportart. Etwas korpulentere Jungen sind so meist besser im Eishockey (ggf. sogar im Tor) aufgehoben als im Turnverein.
Eine frühzeitige sportliche Betätigung sichert zudem, dass die dann schon Jugendlichen auch in der wichtigen Phase der Pubertät Sport treiben. Kinder, die im Alter von zehn bis zwölf Jahren keinen Sport treiben, interessieren sich später viel seltener dafür, „der Zug ist meist abgefahren".

5.2.4 Kieferorthopädie und Atemübungen

Wir haben in den letzten Jahren gelernt, dass kieferorthopädische Anomalien durchaus Auswirkungen auf die Körperhaltung haben. Umgekehrt führt die Ausbildung einer Gesichtsasymmetrie im Säuglingsalter nicht selten auch zu Asymmetrien im Kau-Kieferbereich und daraus resultierendem Fehlbiss. Das Störungsmuster wird bei KIDD Kindern also immer komplexer.

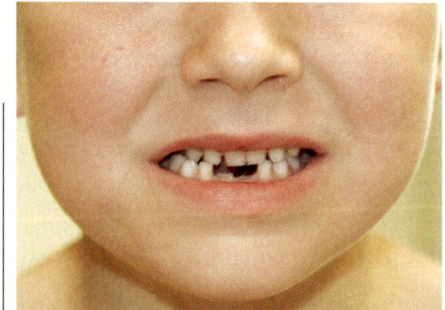

Kreuzbiss mit Unterkieferabweichung nach rechts

Eine frühzeitige Korrektur eines Fehlbisses sollte daher auch bei den unterschiedlichen Formen von Haltungsstörungen erwogen und in das Behandlungskonzept einbezogen werden. Viele Kieferorthopäden beginnen früher mit einer eventuellen Kieferregulation als dies bisher üblich war. Die Therapie eines Kreuzbisses beginnt so je nach Ausprägung bereits im Vorschulalter mit vier Jahren. Selbst deutliche Über- oder Unterbisse können schon zum Teil früh behandelt werden (auch mit guten Effekten für die Körperhaltung), ganz nebenbei auch zu Lasten der gesetzlichen Krankenkassen – im Wechselgebiss sollte Zurückhaltung geübt werden. Die Hauptphase der Kieferregulation liegt nach wie vor im Alter ab zehn bis zwölf Jahren.

Darüber hinaus haben viele Fehlbisse deutliche Auswirkungen auf die Laut- und Sprachbildung, sodass auch die Beobachtung der Aussprache zur Untersuchung gehört. Viele Logopäden haben uns berichtet, dass nach einer manualmedizinischen Behandlung die Lautbildung und auch manch anderes Sprachproblem gebessert war.

Nur für Neugierige

Die kieferorthopädische Behandlung kann im Einzelfall (insbesondere bei Verwendung von festen Spangen) auch nochmals zur Verschlechterung der Körperhaltung und zu Kopfgelenksblockierungen führen. Daher ist eine entsprechende Kontrolle nach Beginn der Gebissregulation zu empfehlen.

Bei ausgeprägten Fehlhaltungen ist auch der Einsatz von verschiedenen Atemtechniken ein Hilfsmittel zur Korrektur. Immerhin geschieht die Belüftung der Lungen durch zahlreiche Muskeln, die gleichzeitig die Haltungsstabilität gewährleisten. So können Atemübungen aber auch Blasinstrumente oder Singen in den therapeutischen Bemühungen Anwendung finden.

Die Häufigkeit der Untersuchungsintervalle bei Fehlhaltungen hängt vom Ausmaß der Haltungsstörung ab. Wichtig ist dabei die Erfassung von Wachstumsschüben. Ein einfaches Hilfsmittel ist das monatliche Festhalten der Körpergröße mittels Bleistiftstrich im Türrahmen der Wohnung. Versehen mit dem Datum erhält man einen Überblick über die Wachstumsentwicklung des Kindes. Bei leichten Fehlhaltungen und Längenzunahme um mehr als fünf bis sieben Zentimetern sollte eine Kontrolluntersuchung durchgeführt werden, spätestens jedoch nach einem halben (bis einem) Jahr.

Nur für Neugierige

Statische, d.h. infolge Beckenschiefstand (eigentlich Kreuzbeinschiefstand z. B. bei Beinlängendifferenz) auftretende Skoliosen sind meist wie oben beschrieben einfach zu behandeln, indem ein Ausgleich in oder unter einem Schuh die Schiefebene korrigiert.

Verbiegungen der Wirbelsäule, die mit einer Drehkomponente einhergehen (sog. Torsionsskoliosen), neigen jedoch zur Verstärkung und können trotz vielfältiger Maßnahmen inklusive Krankengymnastik schon in kurzer Zeit einen sehr ungünstigen Verlauf nehmen. Je nach Höhenlokalisation und/oder Progredienz muss eine Korsettbehandlung bis hin zu operativen Eingriffen fachgerecht diskutiert werden.

Neurogene Skoliosen (beispielsweise bei spastischer Zerebralparese) oder Skoliosen im Rahmen schwerer Muskel- bzw. Systemerkrankungen unterliegen z. T. anderen Grundsätzen.

5.3 Die Kontrolle der Wirbelsäulenfunktion unter manualmedizinischen Gesichtspunkten

Die weitere ärztliche Diagnostik umfasst eine orientierende neurologische und spezielle manualmedizinische Untersuchung. Unter Beachtung der angefertigten oder mitgebrachten Röntgenbilder der Halswirbelsäule schließt sich die Bewertung der einzelnen Befunde mit Erstellen einer Arbeitsdiagnose an. So ergibt sich dann auch ein Behandlungsplan, der mit den Eltern besprochen wird.

Die Behandlung von Wirbelsäulenfunktionsstörungen kann durch verschiedene manuelle Techniken erfolgen und ist abhängig vom Ausbildungsstand des Behandlers. Ähnlich wie im Säuglingsalter sind auch hierbei keine gravierenden Nebenwirkungen oder Zwischenfälle bekannt geworden. Drehimpulse werden im HWS Bereich von Kindern nicht verwendet. Wie bei jedem medizinischen „Eingriff" können aber auch bei der Handgriffbehandlung Fehler unterlaufen. Jeder versierte Therapeut muss sich über ein Zuviel an Routine ebenso bewusst sein wie über seltene Situationen, in denen eine Behandlung modifiziert wird oder unterbleiben sollte. Besondere Sorge bereitet dabei die zunehmende Zahl von Laientherapeuten, die bei Kindern am Bewegungsapparat „tätig" werden (meist zu oft und ohne ausreichende Routine bzw. Diagnostik).

5.4 Die Tage nach der Behandlung

Nach einer Behandlung des oberen Wirbelsäulenpoles sollten die Kinder 14 Tage lang etwas „geschont" werden. Insbesondere axiale Belastungen

der Halswirbelsäule wie Kopfstand, Kopfsprung, Rolle vorwärts/rück-
wärts oder Kopfballübungen aber auch Zusammenprallen beim Sport,
Trampolin springen oder kleinere Raufereien (Autoscooter) bringen den
„Hals" schnell aus dem neuen Gleichgewicht. Zwar sind vermehrte Ver-
letzungen nach der Behandlung nicht zu erwarten, jedoch besteht die
Gefahr, dass sich die Halswirbelsäule erneut verspannt.

Für Eltern und Kinder ist meist noch am verständlichsten, wenn man
den Vergleich mit einer „geklebten" Vase heranzieht. Auch diese braucht
„zwei Wochen" Zeit zum Trocknen.
Natürlich ist es nie ganz leicht Kinder in ihrem Bewegungsdrang zu
beschränken ...
In den Tagen nach der Behandlung entwickeln viele Vorschul- und
Schulkinder eine Reaktionsphase. Diese kann mehr oder weniger auffällig sein. Ein eventuell auftretender „Muskelkater" verschwindet nach
ein bis zwei Tagen. Einige Eltern berichten, dass ihre Schützlinge eine
Woche lang nochmals wie aufgedreht oder vermehrt weinerlich waren.
Schließlich müssen neue bzw. veränderte Wahrnehmungsinformationen
entsprechend eingeordnet und verarbeitet werden. Ähnliches gilt für die
Umsetzung verschiedener Bewegungsmuster. Dass dies im Einzelfall
auch recht schnell geschieht zeigen Rückmeldungen aus den Familien,
*„... schon auf dem Weg zum Bahnhof begann Karsten die Treppen alter-
nierend zu steigen, das war vorher undenkbar."*
Gelegentlich halten die motorischen oder verhaltensbezogenen Fortschritte ca. sechs Wochen an, danach wird das Ganze wieder etwas
rückläufig. Gründe dafür sind erneut auftretende Verspannungen der
Wirbelsäule.

5.5 Rückfall in „alte Muster"

Nach dem ersten Lebensjahr ist bei KISS Kindern die „Grundprogrammierung" des Bewegungssystems weitgehend erreicht. Das gilt erst
recht für ältere Kinder. Weil dann meist eine einzige Behandlung der
Wirbelsäulenfunktion nicht mehr ausreicht (im Gegensatz zum Säuglingsalter), schlagen wir in der Regel eine Kontrolluntersuchung nach
acht bis zehn Wochen vor.
Gelegentlich finden sich dann nochmals (Hals-)Wirbelblockierungen,
auch wenn sie nicht mehr so ausgeprägt sind. Die Ursachen für derartige Rezidive können vielschichtig sein. Dabei spielen Infekte ebenso
eine Rolle wie „kleine Unfälle", Stürze und Wachstumsschübe. Aber
auch das einseitige und längere Kopfabstützen beim Lesen oder Malen
„ärgert" den Hals.

Andererseits besitzt der Bewegungsapparat auch ein Gedächtnis (wie schon das Hinsetzen auf einen zu niedrigen Stuhl zeigte). Hat ein Kind über Jahre eine Kopfgelenksblockierung aufgewiesen, so wird diese Funktionsstörung wahrscheinlich als „Soll" abgelegt. Jede Abweichung vom Soll muss dann entsprechend neu gespeichert werden. Das geschieht sicherlich nicht immer bei der Erstbehandlung. Hier sind dann meist zwei oder auch mal drei Behandlungen nötig.

Nur für Neugierige

Untersuchungen von Kopfgelenksblockierungen vor, während und nach Narkosen (im Rahmen von geplanten Operationen) haben gezeigt, dass eine vor der Narkose bestehende Kopfgelenksblockierung während des Tiefschlafes verschwindet und nach Narkose meist wieder auftritt. Vermutlich liegt dem ein „spinales Gedächtnis" zu Grunde.

5.6 Der Stellenwert der Wirbelsäulenfunktionsstörung

Nach der zweiten Behandlung kann man einschätzen, wie sehr das Kind von der Behandlung über den vertebragenen (Wirbelsäulen-)Faktor profitiert hat. Wie schon eingangs erwähnt, können viele Ursachen Wahrnehmungsstörungen hervorrufen und eine begleitende Halswirbelfunktionsstörung eventuell nur untergeordnet sein. Dann wird sich nicht viel getan haben. Dementsprechend sollten andere diagnostische und therapeutische Vorgehensweisen diskutiert werden.

Ergaben sich jedoch Verbesserungen in verschiedenen Teilbereichen der sensomotorischen Entwicklung (manche Kinder reagieren zusätzlich mit einem Wachstumsschub), so hat die Wirbelsäulenfunktionsstörung vermutlich einen besonderen Stellenwert im Wahrnehmungssystem gehabt. Hier sollte dann in größeren Abständen nachgeschaut werden, ob sich eine erneute Problematik „anbahnt".

Selbstverständlich lässt sich im Einzelfall auch annehmen, dass der „Entwicklungsschub" ohnehin angestanden hat und von allein gekommen wäre. Diesem Argument kann und sollte man sich nie verschließen. Gerade das undifferenzierte und großzügige Bewerten der eigenen Behandlungsergebnisse ließ so manchen sinnvollen Therapieansatz schnell in Verruf kommen und die geweckten Erwartungen konnten nicht erfüllt werden.

Letztlich lässt sich erst nach Durchsicht einiger tausend Befund- und Behandlungsdokumentationen ein erstes Fazit ziehen. Für die KISS Behandlung im Säuglingsalter sieht das dann auch wesentlich positiver aus als später. Dennoch ist man immer wieder überrascht, wie sich Schulkinder, bei denen sich trotz vielfältiger Förderungen in den letzten Jahren wenig getan hatte, nach einer manuellen Behandlung der Halswirbelsäulenfunktionsstörung entwickelten.

Manche Rückmeldungen wie „fröhlicher" oder „ausgeglichener" lassen sich jedoch kaum in Worte fassen geschweige denn wissenschaftlich messen ...

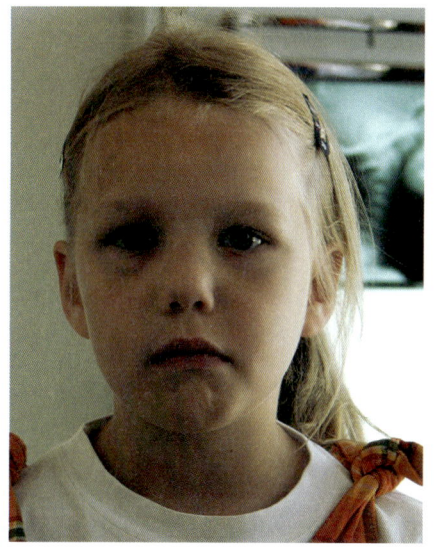 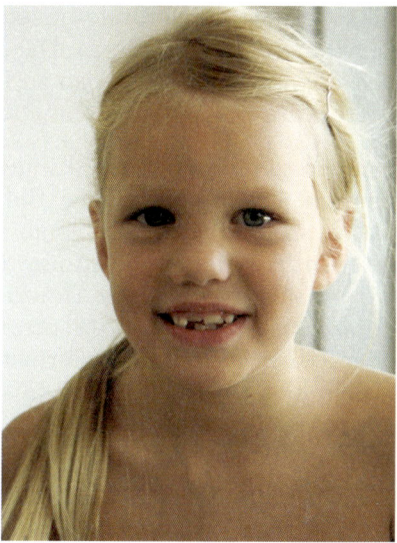

Spontaner Gesichtsausdruck vor und 8 Wo. nach einmaliger Behandlung

6. Vertebragene Teilaspekte von Hyper-aktivität und Konzentrationsstörungen

Im Zeitalter der überwiegend medikamentösen Behandlung von Konzentrationsstörungen und Hyperaktivität im Vorschul- und Schulalter (ADS = Aufmerksamkeits-Defizit-Syndrom oder ADHS = Aufmerksamkeit-Defizit-Hyperaktivitätssyndrom) rücken zunehmend auch nichtmedikamentöse Behandlungsansätze für derartige Auffälligkeiten in den Blickpunkt des Interesses. Die Erfahrung hat gezeigt, dass auch wirbelsäulenbedingte Ursachen zu Konzentrationsstörungen und Hyperaktivität führen können (siehe auch vorangehende Kapitel).

Eine erste Gruppe dieser Kinder entwickelt beim längeren Lesen und Schreiben solche Symptome. Sie fallen durch rasche Ermüdbarkeit auf. Mit dem Schriftbild geht es ab der dritten oder vierten Zeile „bergab", gelegentlich klagen die Kinder über Schulkopfschmerzen, nicht selten wird die Erledigung der Hausaufgaben zur Qual für alle Beteiligten. Typisch ist dann das Abstützen des Kopfes (bis hin zur Ablage auf dem Tisch) oder die Schularbeiten werden im Kinderzimmer auf dem Bauch liegend erledigt. Bei diesen Kindern kommt es infolge der ausgeprägten Kopfvorbeuge beim längeren Lesen und Schreiben zu einer Überlastung des Bandapparates der oberen Halswirbelsäule. Diese Fehlbeanspruchung führt zu einer Verspannung der Muskulatur im Rückenbereich. Viele Kinder bewegen sich unbewusst, um sich etwas Erleichterung zu verschaffen und fallen dann in die Rubrik „Zappelphilipp". Im Röntgenbild lassen sich Hinweise für eine derartige Problematik finden. Hier hilft dann prompt

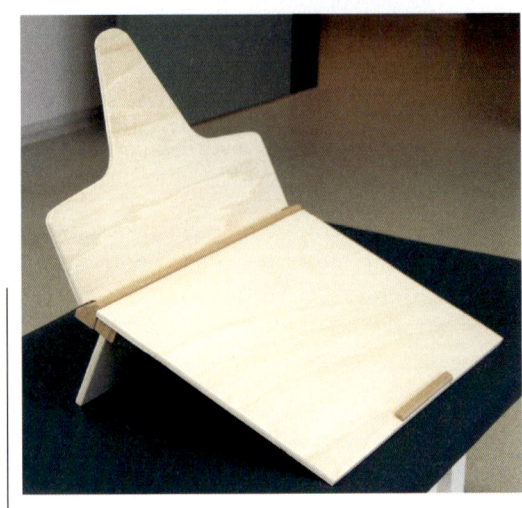

Schrägpult

die Verwendung eines Schrägpultes. Dadurch wird die ausgeprägte Vorbeuge des Kopfes reduziert und die Kinder werden symptomfrei.

Bei einer zweiten Gruppe fallen die vermehrte Unruhe und die mangelnde Konzentration schon sehr zeitig auf. Infolge der nicht selten zugrunde liegenden Kopfgelenksblockierung entwickelten sich demnach Störungen der Wahrnehmung aus der Wirbelsäule. Um diese Defizite zu kompensieren, versuchen Betroffene sich über ständiges Bewegen Informationen über die Körperstellung im Raum zu beschaffen. Dies wird nur bedingt gelingen und das Kind erscheint in diesem Kreislauf hyperaktiv.

Eine motorische Unruhe kann viele Ursachen haben. Die Unsitte des morgendlichen Fernsehens (Trickfilme) mit einer daraus resultierenden Reizüberflutung soll nur am Rande erwähnt werden und macht eine diesbezügliche Beratung von Eltern mit überaktiven Kindern erforderlich. Dennoch lohnt auch hier ein Blick auf den Rücken.

Zahlreiche vermehrt bewegungsaktive Kinder weisen eine erhöht vorgespannte Muskulatur auf. Im Gespräch mit den Eltern fällt dann auch schon mal der nett gemeinte Vergleich mit einem Rennpferd. Auch hier ergeben sich familiäre Häufungen. Ein wichtiger Hinweis ist dann, das Kind auch als „Rennpferd" zu akzeptieren und ihm genügend Freiraum für seinen Bewegungsdrang zu ermöglichen. Eine entsprechende sportliche Betätigung mit ausreichenden Ruhepausen ist dann besonders wichtig. KIDD Kinder haben jedoch wegen ihrer Ungeschicklichkeit und mangelnden Koordination Probleme erfolgreich ihrer Lieblingsbeschäftigung nachzugehen und entwickeln hier und dort Vermeidungsstrategien.

Intelligent „verpackt" sind diese dann schwer zu durchschauen und werden schnell als bloße Verweigerung gewertet.

Außerdem haben „Rennpferde" oftmals Schwierigkeiten vermehrt anfallende Reizeindrücke zu verarbeiten, sind schnell unruhig und „nervös". Erste Maßnahmen sind eine Reizreduktion (Trickfilme ...., Computerspiele, vermehrt buntes und aufregendes Kinderzimmer, Lichterketten / Blinksterne in der Weihnachtszeit, viel Spielzeug in der Schrankwand ...). Diese Kinder benötigen sehr viel Lob und Ansporn. Mit Tadel und Zurechtweisungen erreicht man das Gegenteil.

Die „Tapsigkeit" macht sich nicht selten bei der Klärung von Streitigkeiten zwischen Kindern bemerkbar. Hyperaktive Kinder reagieren häufig und evtl. überschießend auf leise, versteckte „Reize" durch Alterskameraden. Recht schnell ist ein vermeintlich Schuldiger gefunden. Kein „Fettnäpfchen" wird ausgelassen.

Dabei sind „Rennpferde" meist sehr sensibel und haben einen ausgeprägten Gerechtigkeitssinn.

Zum Thema Konzentrationsstörung wurde schon im Kapitel 4 Teil II einiges gesagt bzw. geschrieben.

Die entscheidende Frage bezieht sich auf die Fähigkeit und die Dauer, sich konzentrieren zu können. Dabei ist primär nicht wichtig womit man sich beschäftigt, sprich: Ist die Kapazität des Hirns ausreichend groß, sich mit Dingen ausreichend lange zu beschäftigen? Dies wird man sehr viel besser an Tätigkeiten bemessen, für die wir motiviert sind, die Spaß machen.

Für den Einen kann das der Gameboy sein, für eine Andere vielleicht das Puzzeln. Ein Zauberwort ist Motivation.

Manche Kinder grübeln evtl. stundenlang über Vermeidungsstrategien, um nicht wieder aufzufallen (oder ausgelacht zu werden), womit das nächste Malheur vorprogrammiert sein dürfte.
Zu beachten sind aber auch Kopfschmerzen, eine Fehlsichtigkeit, Hörprobleme oder Schlafstörungen, die Konzentration rauben. Hier erfolgt der Leistungsknick bei entsprechenden Tätigkeiten schon sehr schnell.

Doch selbst Konfliktsituationen und Angst gehören hierher. Man bedenke nur die Situation eines Erstklässlers, der täglich im Schulbus schikaniert wird. Im Unterricht wird dieses Kind kaum zwei und zwei zusammen bekommen.
Viele andere psychische Belastungssituationen gehen in die gleiche Richtung.
Bei so manchem Raufbold wird man überrascht sein, welch' sensible Seele im Inneren wohnt, aber meist nicht ruht.
Wie schnell die Mitarbeit oder das Mitdenken abnimmt, wurde mir bei zahlreichen Kongressen bewusst. So mancher Vortrag ging trotz eigentlich spannendem Thema infolge monotoner Stimme oder wegen der vielen Folien einfach unter.
Konzentrationsstörungen sollten daher immer sehr differenziert hinterfragt und zielgerichtet angegangen werden.

Bei einem kleinen Teil von überaktiven Kindern kommt man trotz aller Untersuchungen und Überlegungen zu dem Schluss (insbesondere wenn noch ausgeprägte Verhaltensstörungen dazu kommen), dass als letztes Mittel eine medikamentöse Behandlung erwogen werden sollte, um gravierende psychosoziale Fehlentwicklungen zu korrigieren.

Nur für Neugierige

Eine Studie (Wolke D. et al.: Persistant infant crying and hyperactivity problems in middle childhood. Pediatrics 109 (2002)1054-60) machte auf den Zusammenhang von exzessivem Schreien im Säuglingsalter und Hyperaktivität bei Kindern im Alter von acht bis zehn Jahren aufmerksam. In der Schreikindgruppe entwickelten 18,9 % der Kinder ein überaktives Verhalten, im Vergleich zu 1,6 % in der Kontrollgruppe, also Kinder, die im Säuglingsalter keine Schreikinder waren. Außerdem waren ihre schulischen Leistungen signifikant schlechter als bei Kindern ohne Hyperaktivität. Darüber hinaus litten 45,3 % der Schreikinder zusätzlich an Schlaf- oder Fütterungsproblemen im ersten Lebensjahr. Weiter interessant ist, dass eine frühzeitige Verhaltenstherapie der Mütter keinen Einfluss auf die Entwicklung der späteren Störung hatte.

Aktuell hat eine kanadische Studie Aufsehen erregt, die dargelegt hatte, dass sehr früh eingeschulte Kinder anderthalb mal so viel Medikamente wegen „Zappeligkeit" verordnet bekommen als ältere Mitschüler. Laut Bundesinstitut für Arzneimittel und Medizinprodukte nahm die verordnete Menge an Ritalin in Deutschland von 2006 bis 2009 um 42 Prozent – auf 1735 Kilogramm zu.

7. Grundsätze zur Förderung von Kindern

Natürlich ist es sinnvoll, Rückstände in der sensomotorischen Entwicklung zu erkennen und auszugleichen. Hierher gehören unter anderem die Überprüfung des Gehörs, der Sehfähigkeit und ergotherapeutische, physiotherapeutische, motopädische oder psychomotorische Behandlungsverfahren sowie die SI-Therapie (Sensorische Integration). Eine wichtige Rolle spielt dabei aber auch die Vermittlung von Herangehensweisen für die Lösung von Aufgaben. Manchmal stecken die Kinder in Denkmustern fest, die sie nicht selbst überwinden können. Ein einfaches Beispiel kann dies veranschaulichen:

Das Zeichnen eines lustigen Affengesichtes ist sicherlich eine schwierige Aufgabe für einen Zweitklässler. Erklärt man dem Kind jedoch ein Grundmuster für die Umsetzung dieses Bildes (eine „6" malen), dann ist das Einzeichnen von Mund, Augen, Nase und Haaren ein Kinderspiel.

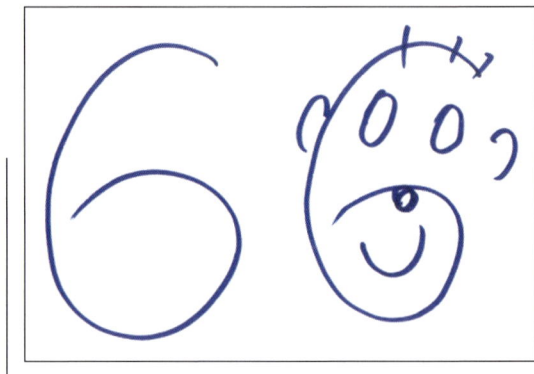

Beispielzeichnung (s. auch Anlage)

Viele Comiczeichner beherrschen das Grundmuster für ihre Comicfiguren so perfekt, dass sie diese dann in allen Situationen umsetzen können – eine Stärke ist „geboren". Hierbei geht es in erster Linie darum, den Kindern Herangehensweisen und Erfolgserlebnisse zu vermitteln. Das Kind wird zunehmend gerne malen und so seine Feinmotorik spielerisch trainieren.

Ähnliches gilt für die dreidimensionale Zeichnung eines Hauses. Durch weiteres Üben und Gestalten der räumlichen Dimension lernt das Kind eine neue Denkweise. Das kann sich positiv auf die Vorstellungskraft für Mengen auswirken. Insbesondere die ältesten Geschwister- und

Einzelkinder können solche „Herangehenshilfen" kaum bei schon Geübten abschauen. Hier sollten die Eltern „einspringen" und derartige Malhilfen vermitteln.

Das räumliche Malen setzt zwischen dem achten und neunten Lebensjahr ein, aber auch manche Sechsjährige überraschten uns schon mit tollen dreidimensionalen Bildern.

Am einfachsten lässt sich das Ganze anhand eines Würfels, auf Kästchenpapier gezeichnet, erklären. Dabei sollte der Würfel von rechts und links oben sowie rechts und links unten betrachtet dargestellt werden. Auch das Malen einer Schatzkarte (s. Anhang) ist kein „Thema" und schnell werden Erinnerungen an das Löschblatt längst vergangener Schulzeiten wach. Bei der Zeichnung eines dreidimensionalen Hauses sollten die gleichseitigen Dachkanten in etwa parallel verlaufen und alle Flächen die gleiche Perspektive darstellen. Der Schornstein ragt nicht mehr irgendwie seitlich schräg in die Luft (zeigen und erklären!), sondern steht senkrecht, schließlich soll doch alles (logisch) zusammenpassen.
Für jene Kinder, die das spielend bringen, wartet mit räumlich gemalten Buchstaben (ist ja cool) die nächste Herausforderung. Dies auch noch aus verschiedenen Perspektiven wird schon gar nicht mehr so einfach. Man kann zusätzlich auch mal bei einem Graffiti halten und sagen: „Macht man nicht, aber schau mal."

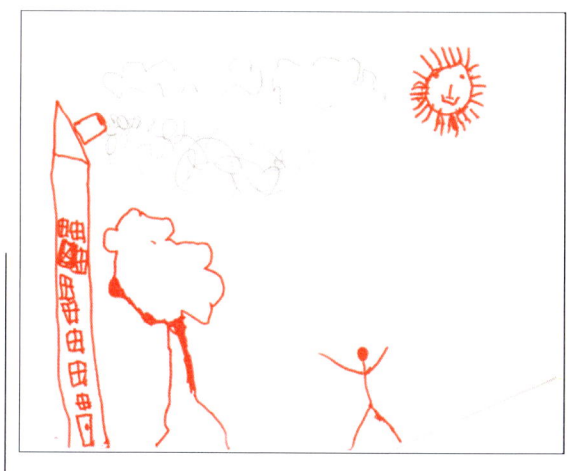

Hans 8 Jahre, vor Behandlung ...

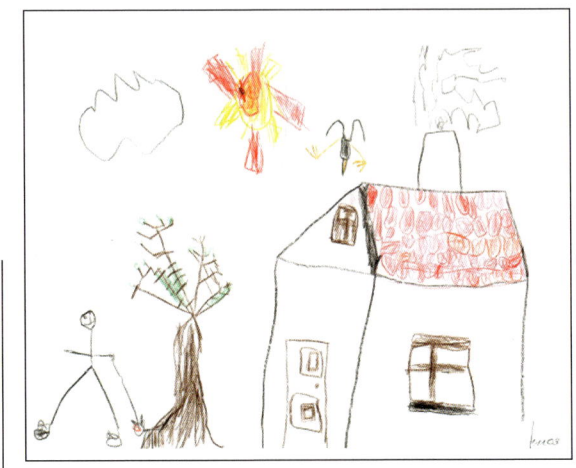

... *und 8 Wochen später: räumliches Malen,*
man beachte die unveränderte Menschzeich-
nung

Die Bildung von Trampelpfaden für das logische Denken lässt sich auf unterschiedliche Art und Weise fördern.

Dabei kann das räumliche Zeichnen helfen, ein Grundprinzip (nämlich wie Gegenstände dreidimensional gezeichnet werden) auf ganz unterschiedliche Objekte anzuwenden. Indirekt fördert dies auch die Anwendung eines Rechenwegs bei ähnlichen Mathematikaufgaben.

Umgekehrt sollten nicht nur Schwächen verbessert, sondern auch ganz besonders Stärken und Interessen gefördert werden. Voraussetzung dafür ist natürlich, diese zu erkennen. Erfolgserlebnisse sind immer noch die beste Motivation für Kinder (und Erwachsene). Das Stichwort Rhythmusgefühl begegnete uns ja schon in Zusammenhang mit Sprachentwicklungsverzögerungen. Nun kann man jedoch auch eine gute Sprachentwicklung bei der Förderung von motorischen Defiziten und Koordinationsstörungen gezielt nutzen. Ein „hopp – hopp – hopp" beim Einbeinhüpfen, Handklatschspiele wie „Em – pam – pü – pürami" und „bei Maiers hat's gebrannt – brannt – brannt" oder das „vor, zurück, zur Seite, ran" bei längeren Fußmärschen ist den meisten Eltern aus ihrer Kindheit sicherlich noch in Erinnerung.

Bei Vorliegen einer Dysgnosie wird das Üben von Denkabläufen zum „Geduldsspiel" für alle Beteiligten. Immer neues Üben macht dann wenig Sinn. Für das Verständnis dieser Zusammenhänge mag ein Vergleich mit einem weitsichtigen Kind gelten.

Beim Lesen üben wird es möglicherweise die Buchstaben nicht ausreichend unterscheiden und so wieder und wieder nicht richtig lesen können. Eine Brille wird dann zwar auch nicht dazu führen, dass das Kind plötzlich lesen kann, jedoch wird das Üben nun zu entsprechenden Erfolgen führen.

Besteht eine Kopfgelenksblockierung schon über längere Zeit (und bei unseren ehemaligen KISS Kindern seit Geburt), dann kann diese sich entsprechend auf das Abspeichern oder Umsetzen von Bewegungsabläufen auswirken. Mit wiederholtem und immer intensiverem Üben wird man der Problematik weder gerecht noch hilft man seinem Kind.

Väter haben bei der motorischen Förderung ihrer Kinder besonders gute Karten. Immerhin sind sie meist die wichtigsten motorischen Vorbilder (selbst wenn die Mama das eigentlich auch gut kann ...).

Nur für Neugierige

Ein weiterer Aspekt der Wahrnehmung (und Förderung) sind die meist genetisch vorgegebenen Denkschablonen (Verknüpfung von Trampelpfaden). Vermutlich existieren dabei im Wesentlichen zwei Grundtypen:

• *Das lineare (systematische) Denkmuster*

Diese Kinder und Erwachsenen erarbeiten sich ihr Wissen über mehr oder weniger logisches, in allen Fällen aber aufeinander aufbauendes Wissen. Hier muss jeder Rechenweg sitzen und wird dann langsam auf andere vergleichbare Aufgaben übertragen. Erwachsene mit diesem überwiegenden Denkmuster können meist gut erklären (weil aufeinander aufbauend), sie erstellen Gliederungen mit Leichtigkeit, haben jedoch Probleme bestimmte Zusammenhänge wie Regeln bei der Zahlenerfassung oder „geschüttelte Wörter" wie „huselc" = Schule zu überblicken.

• *Das nichtlineare (chaotische) Denkmuster*

Kinder mit nichtlinearem Denkmuster müssen Rechenwege fast auswendig lernen um die volle Punktzahl in Mathearbeiten zu erreichen. Schauen sie sich die Aufgaben an, so können die Kinder zwar meist auf Anhieb das Ergebnis sagen, zu erklären wie sie darauf gekommen sind fällt dann jedoch nicht leicht und es kommt nur „ ... das sieht man doch". Beim Malen nach Zahlen haben diese Kinder oft nicht viel Spaß, sie wissen sowieso im Vorhinein was herauskommt. Auch Schüttelwörter überblicken Kinder mit nicht linearem Denkmuster recht schnell, entwickeln eigene Regeln (die meist auch noch funktionieren) und sind der Albtraum jedes systematisch vorgehenden Lehrers. Hierzu gehören oft schulische „Spätstarter". Manche leben in ihrer eigenen Vorstellungswelt und werden nicht selten missverstanden (Hochbegabungen). Gedankensprünge in Aufsätzen sind keine Seltenheit. Sie haben oft Schwierigkeiten sich ein Grundwissen (das fast immer nur linear erklärt ist) anzueignen. Ist das jedoch einmal geschafft, dann gibt es kein „Halten" mehr.

Natürlich sind beide Denkmuster immer miteinander verknüpft, in der Regel ist jedoch eine Informationsverarbeitung dominierend.
Auch ein Grund, warum die Forschung im Team (mit unterschiedlichen Typen) sehr effektiv sein kann.

8. Kopfschmerzen

Kopfschmerzen bei Kindern können viele Ursachen haben und nicht immer ist dafür die Wirbelsäule (mit-)verantwortlich. Im folgenden Kapitel sollen daher nur Kopfschmerzformen besprochen werden, bei denen die Wirbelsäule einen Anteil haben kann oder ursächlich dafür verantwortlich ist. Eine ärztliche Abklärung ist in allen Fällen erforderlich.

Die Erfahrungen aus der Praxis zeigten, dass Kopfweh bei Kindern nicht immer ernst genommen wird. Man erfährt dann eher nebenbei, dass auch gelegentlich oder bis zu dreimal (!) in der Woche Kopfschmerzen bestehen.

In Bezug auf den Bewegungsapparat unterscheiden wir mehrere Formen von Kopfschmerzen:

– den Schulkopfschmerz (n. Gutmann)
– den Blockierungskopfschmerz
– die Migräne und Formen bei Fehlstatik

Diese Kopfschmerztypen können auch gemischt vorkommen und sehr ähnliche Beschwerden hervorrufen. Andererseits besteht auch die Möglichkeit, dass diese oder jene Komponente eines anders gelagerten Kopfschmerzes mit unterhalten wird. Typisches Beispiel ist die Migräne, doch dazu später mehr.

8.1 Der Schulkopfschmerz (n. Gutmann)

Der Schulkopfschmerz ist uns schon in Zusammenhang mit Konzentrationsstörungen begegnet. Kinder, die ihre Beschwerden im Rahmen des Schulunterrichts entwickeln, bemerken erste Symptome schon nach wenigen Schulstunden. Am Ende des Schultages haben diese dann meist ihren Höhepunkt erreicht. Legen sich die Kinder etwas hin bzw. bewegen sie sich in den Pausen, so lassen die Kopfschmerzen rasch nach und treten evtl. beim Hausaufgaben machen wieder auf. Darüber hinaus bestehen oft Konzentrationsstörungen oder die Schüler wirken sehr unruhig.
Wie schon im Kapitel Konzentrationsstörungen erwähnt kommt es bei diesen Kindern infolge der ausgeprägten Kopfvorbeuge beim längeren Lesen und Schreiben zu einer Überlastung des Bandapparates der oberen Halswirbelsäule. Im Röntgenbild lassen sich Hinweise für eine derartige Problematik finden. Die Verwendung eines Schrägpultes führt oft zum sofortigen Verschwinden der geschilderten Beschwerden. Dadurch wird die ausgeprägte Vorbeuge des Kopfes reduziert und die Kinder

werden symptomfrei. Die Schrägstellung der Arbeitsfläche sollte dabei etwa 20° betragen. Manche Schulkinder haben im Laufe der Zeit schon Funktionsstörungen der oberen Halswirbelsäule (anhaltende Überlastung) entwickelt, diese sollten dann entsprechend gelöst werden.

Die handelsüblichen Kinderschreibtische sind in der Regel wenig hilfreich. Einerseits rutscht jede Stiftbüchse beim Schrägstellen der Arbeitsfläche sofort herunter (und welches Kind benutzt schon vollständig abgeräumte Schreibflächen?). Andererseits machen die meisten Kinder ihre Hausaufgaben am Küchen- oder Stubentisch, wo ohnehin keine schräge Fläche zur Verfügung steht. Ein guter Kompromiss ist dann die Verwendung eines transportablen Schrägpultes. Das kann auf jeden Tisch gestellt werden und verschwindet wieder nach getaner Arbeit (s. Anlage).

In der Schule sieht das ganz anders aus. Leider gehören die geneigten Schulbänke schon längst der Vergangenheit an (und man muss wohl das Rad neu erfinden ....). Dabei ist schon seit „ewigen Zeiten" bekannt, dass durch geneigte Arbeitsflächen auch die Sitzhaltung verbessert werden kann. Selbst Goethe und Hauptmann benutzten schräge (Steh-)Pulte.

Manchmal ergibt sich jedoch auch in der Schule eine diesbezügliche Möglichkeit. Dies insbesondere, wenn in den höheren Klassen die tägliche „Schreibarbeit" zunimmt.

An dieser Stelle soll nur kurz auf die Sitzanordnung im Klassenzimmer eingegangen werden.

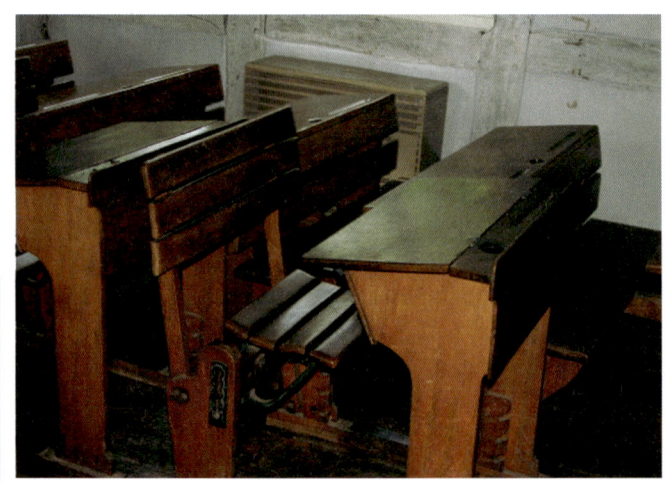

Schultisch aus noch nicht ganz vergessenen Zeiten

Über die Vorteile einer U-förmigen Sitzverteilung vermag man als Mediziner nur wenig zu sagen. Spielt sich das Geschehen im Unterrichtsraum jedoch vorwiegend an der Klassenfront (wo meist auch der Lehrertisch steht) ab, dann schaut ein Großteil der Schüler fast nur nach rechts oder links und das dann auch noch über Stunden. Wir Erwachsenen würden eine solche einseitige Sitzhaltung erst gar nicht mitmachen und der Arbeitsplatzberater im Betrieb bekäme „graue Haare". Leider bestehen keine diesbezüglichen Arbeitsschutzbestimmungen für Kinder. Das wirkt sich letztlich auch auf das Gewicht der meist viel zu schweren Schulranzen/Tornister aus.

8.2 Der Blockierungskopfschmerz

Beim Blockierungskopfschmerz findet sich ein variables klinisches Bild. So können die Kopfschmerzen schon früh am Morgen auftreten, meist klagen die Kinder jedoch im Laufe des Tages über zunehmende Beschwerden.
Diese können auch erst in Verbindung mit körperlichen Belastungen (Sport) auftreten. Gelegentlich sind witterungsabhängige Verläufe zu beobachten.
Eine entsprechende Diagnostik im oberen Halswirbelsäulenbereich und ggf. erfolgreiche Behandlung beweist dann diesen Zusammenhang. In diese Gruppe gehören einige unserer KIDD Kinder. Solche Blockierungskopfschmerzen können aber auch posttraumatisch nach einem Unfall oder Sturz bzw. nach Operationen in Vollnarkose auftreten.

8.3 Migräne und Fehlstatik

In der Medizin geht man von unterschiedlichen Migräneformen aus und auch die Auslösemechanismen können sehr variabel sein. In der Regel begleiten Übelkeit und Brechreiz die Schmerzattacken, gelegentlich tritt eine Überempfindlichkeit gegen Licht auf. Hier finden sich oft mehrere zugrunde liegende Ursachen.
Sie reichen von einer familiären Komponente über Nahrungsmittelunverträglichkeiten bis hin zu psychischen Auslösefaktoren. Im Einzelfall wird man schauen müssen, welche Faktoren man ausschalten kann und so die therapeutischen Überlegungen modifizieren. Zu den häufigsten wirbelsäulenbedingten Begleitursachen zählen wiederum die Fehlhaltung mit seitlichen Ausbiegungen der Wirbelsäule und Funktionsstörungen (Blockierungen). Diese lassen sich dann entweder durch einen so genannten Statikausgleich (z. B. eine Schuherhöhung

bei Beinlängendifferenz) oder durch manuelle Lösung der Blockierung behandeln.

Darüber hinaus sind auch Kopfschmerzformen bekannt, die beispielsweise lediglich durch Korrektur einer Beinlängendifferenz verschwanden.

Auch können hier kieferorthopädische Apparate, z. B. Retainer, als Auslösefaktoren eine Rolle spielen, die nach manualmedizinischer Überprüfung ggf. zu modifizieren sind.

9. Die manualmedizinische Mitbetreuung von Kindern mit neurologischen Störungen

Auch diese Kinder können unter der Geburt am „Hals geärgert" worden sein (siehe KISS-Teil). Meist sind hier jedoch Wirbelsäulenfunktionsstörungen eher eine Folge der neurologischen Störung. Im Vordergrund der abweichenden sensomotorischen Entwicklung steht (und bleibt) aber die eigentliche Grunderkrankung des Nervensystems. Daran kann auch keine noch so gute manuelle Behandlung rütteln. Dennoch besteht dadurch die Möglichkeit, das nicht ganz intakte Gesamtsystem im Rahmen der Gegebenheiten zu optimieren.

Ein Vergleich mit der „automobilen" Technik mag das Verständnis für diese komplizierten Mechanismen erleichtern:
Ist bei einem Auto die Lenkung defekt, so wird sich das nicht nur auf die Steuerung des Fahrzeuges im Allgemeinen auswirken. Auch werden die Reifen unterschiedlich abgefahren werden und das Fahrverhalten verschlechtert sich weiter. Kommt man nun nicht ausreichend an die Lenkung heran, dann wird meist ein (frühzeitiger) Reifenwechsel die Fahreigenschaften des Autos verbessern. Wie viel das im Einzelfall bringt hängt letztlich auch vom Grad der gestörten Lenkung ab.

Bei Kindern mit neurologischen Störungen wie einer Zerebralparese resultieren oftmals Wirbelsäulenfunktionsstörungen als Folge der muskulären Fehlspannung. Dadurch verstärkt sich jedoch wiederum die muskuläre Überlastung und die nicht optimal angelegten Haltungs- und Bewegungsmuster werden nochmals beeinträchtigt. Ähnliches gilt für die Erarbeitung von Informationen über die Körperstellung im Raum. Die Beseitigung der Wirbelsäulenfunktionsstörung optimiert das ohnehin Schwerstarbeit leistende sensomotorische System (Reifenwechsel) und führt zur Verbesserung in Teilbereichen.
Wie stark neurologisch vorgeschädigte Kinder von einer manuellen Behandlung profitieren, hängt aber von der Ausprägung der Grundstörung ab. Daher wird man schauen müssen, ob ein „Reifenwechsel" überhaupt nennenswerte Erfolge bringt (Aufwand und Nutzen) bzw. wie lang dieser anhält.
Andererseits wird auch klar, dass man immer mal wieder nach den „Reifen" schauen muss. Die Intervalle liegen erfahrungsgemäß zwischen sechs Wochen (zu Anfang) und einem halben Jahr.

10. Kinder – Bindung – Eltern

In den letzten Jahren rückt ein viel zu sehr an den Rand gedrängtes Thema in den Vordergrund unserer Praxisarbeit – die Bindung zwischen Eltern und Kind, aber auch zwischen Kind und Eltern. Immer häufiger beobachten wir Bindungsstörungen bei KISS bzw. KIDD Kindern und ihren Eltern. Im ersten Moment wird jede Mutter oder jeder Vater von sich behaupten können sein Kind innig zu lieben – Kinder lieben ihre Eltern ohnehin. Also wozu dieses Kapitel?

Die folgenden Zeilen können das komplexe Kapitel nur sehr unvollständig beleuchten, es bedürfte da schon eines ganzen Buches ....
Daher sollen spezifische Bindungsprobleme bei KISS und KIDD Kindern im Vordergrund stehen.
Die Medizin unterscheidet frühe Störungen im Bindungsaufbau als primäre Bindungsstörung von späteren Bindungsproblemen im Sinne von sekundären Bindungsstörungen.

10.1 primäre Bindungsstörungen

Sie entstehen schon während der Schwangerschaft oder in den ersten Lebenswochen oder Monaten. Wie schon angemerkt können viele unterschiedliche Ursachen vorliegen, sie reichen von einer ungewollten Schwangerschaft bis hin zur Wochenbettdepression der Mutter. Ein wichtiger Aspekt bei KISS Kindern sind Schreiprobleme, die den Eltern den Schlaf rauben, Fütterungsstörungen mit Stillproblemen bis hin zur frühzeitigen Trennung von Mutter und Kind nach der Geburt.

Nur für Neugierige

Der frühzeitige Bindungsaufbau wird neben anderen Faktoren auch hormonell unterstützt. Das Hormon Oxytocin (Kuschelhormon) dient nicht nur der Wehenauslösung und später der Milchbildung, sondern auch dem Bindungsaufbau. Es setzt in Abhängigkeit der momentanen Situation Glücksgefühle frei, das Herz „öffnet" sich und begrüßt den Neuankömmling mit offenen Armen. Selbst vielen Vätern – die bei der Geburt anwesend sind – stehen die Tränen in den Augen, der Beschützerinstinkt wird geweckt, Mechanismen, die die Medizin noch immer nicht ganz versteht. Studien zeigen, dass Mütter, die ihr Kind per primärem Kaiserschnitt entbinden – also ohne Wehenphase – durchschnittlich später auf das Weinen ihrer Babys reagieren als solche mit normaler Entbindung. Aber dies sind nur Durchschnittswerte und sagen über den Einzelfall nicht viel aus. Über die Bedeutung des Stillens wurde und wird viel geschrieben, es lohnt sich um die Möglichkeit des Stillens – für Mutter und Kind – zu kämpfen und sich nicht von Anlaufschwierigkeiten bremsen zu lassen.

Doch zurück zu unseren KISS Kindern. Was wird wohl eine übernächtigte Mutter denken, die ein derartig überstrecktes Kind auf dem Arm hält, sich größte Mühe gibt, das Kind sicher zu halten?

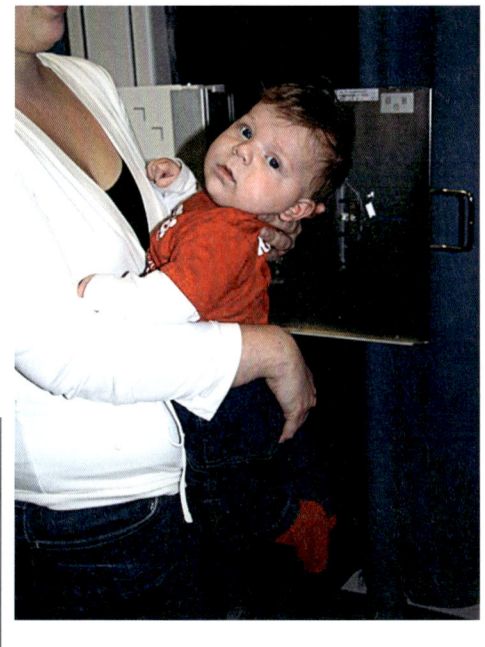

Vielleicht hat das Baby die Nacht zum Tag gemacht, Stillstörungen haben sich dazu gesellt, und seit der Geburt ist das ganze Familienleben durcheinander gewirbelt.
Was wird das Baby empfinden, das seine Gefühlswelt erst langsam entwickelt – wir werden es wohl nie erfahren.

Während ich vor Jahren noch „nüchtern" mit den Schreiattacken der Babys umgegangen bin, bin ich nun fest davon überzeugt, dass das Baby neben einer Diagnostik unbedingt Beistand und Zuwendung benötigt. Die Kinder sich selbst zu überlassen ist nicht der richtige Weg!

Ein weiterer Aspekt des Bindungsaufbaus bei KISS Kindern ist die Interaktion bei evtl. anstehenden krankengymnastischen Stunden. Abgesehen von initialen Effekten bei der täglichen Beübung sollte die Krankengymnastik – egal nach welcher Methode – nicht zum Horrorszenarium für Mutter und Kind führen. Fatal daran ist, dass Eltern gelegentlich noch motiviert werden, das einfach durchzustehen. Zuwendung, streicheln und Blickkontakt sind die besseren Alternativen. Sprechen Sie mit Ihrem Kind wie mit größeren Kindern „ .... ja du kleiner Racker, hast du Kummer, ich bin ja da!"

Lassen Sie sich nicht verunsichern, lassen Sie Ihr neues Glück ganz tief herein.

10.2 sekundäre Bindungsstörungen

Auch sie werden meist noch unterschätzt und insbesondere bei KIDD Kindern beginnt die Leidensgeschichte für Eltern und Kind eher langsam, schleichend. Vielleicht sind es ganz normale Erwartungen, die das Kind nicht erfüllt, meist aber Verhaltensauffälligkeiten wie besondere Dünnhäutig- oder Dickfelligkeit, die verschiedene Situationen schnell eskalieren lassen. Gepaart mit Partnerschaftsproblemen oder Zwistigkeiten unter Geschwistern entsteht schnell eine ganz besondere und ungewollte „explosive" Situation. Im Kindergarten häufen sich die Beschwerden, die Klassenlehrerin schreibt einen Eintrag nach dem anderen, die Mathearbeit ging trotz fleißigen Übens daneben. Man ist eigentlich nur noch unterwegs, um alle Fördermaßnahmen wahrzunehmen. Andere Kinder mögen nicht kuscheln und entwickeln eine Körperkontaktstörung. Wieder andere quengeln den ganzen Tag bis sie endlich hochgenommen werden, das ältere Geschwisterkind kommt zu kurz ... Eine sehr unvollkommene Liste!

Manche betroffene Kinder meiden den Augenkontakt, manche betroffene Eltern können ihre Schützlinge kaum noch in den Arm nehmen – so richtig ohne doppelten Boden – also mit genießendem Körperkontakt. Hier ist Hilfe für die Eltern gefragt, sie brauchen Hilfe! Um es frei weg zu sagen: Es ist durchaus normal, dass Eltern sich innerlich zurückziehen, wenn Verhaltensauffälligkeiten der Kinder das Leben schwer machen. Nur, Kinder und die Eltern kommen aus dieser Situation nicht allein heraus und die Bindungsproblematik wird zum eigentlichen Problem! Wichtig ist, dieses Problem für sich zu erkennen. Hilfe bieten neben Psychologen auch spezialisierte Ergotherapeuten, vielleicht auch der Kinder- oder Hausarzt. Öffnen Sie Ihr Herz und die Arme, verbunden mit einer täglichen Liebeserklärung über die Augen, die Sprache und die Haut (streicheln) ... Zeigen Sie – und insbesondere auch die Väter – Ihrem Kind Ihre Zuneigung, Ihren Stolz auf das Kind.

Im Einzelfall kann auch eine funktionelle Störung der Wirbelsäule zu einer Körperkontaktstörung – Stichwort „kuscheln" – führen. Ein erfahrener Therapeut wird auf Bindungsprobleme achten. Es geht also oftmals nicht nur um Manualtherapie oder Osteopathie ...

Manualmedizin bei Kindern und Jugendlichen befasst sich – wenn irgend möglich – eben auch mit der Gefühlswelt der Kinder und Eltern und mit einer Einschätzung der Interaktion. Es lohnt sich für jeden Therapeuten, sich mit der Thematik intensiver zu beschäftigen.

11. Zusammenfassung KIDD

Es gibt keine älteren KISS Kinder. KISS steht für eine Reihe von sensomotorischen Auffälligkeiten im Säuglings- und Kleinkindalter, die ursächlich auf behandelbare Funktionsstörungen der oberen Halswirbelsäule zurückzuführen sind. Allerdings können bei Fortbestehen derartiger Blockierungen am oberen Wirbelsäulenpol ehemalige KISS Kinder auch langfristig in ihrer Entwicklung gestört werden und individuell unterschiedliche Symptome entwickeln.

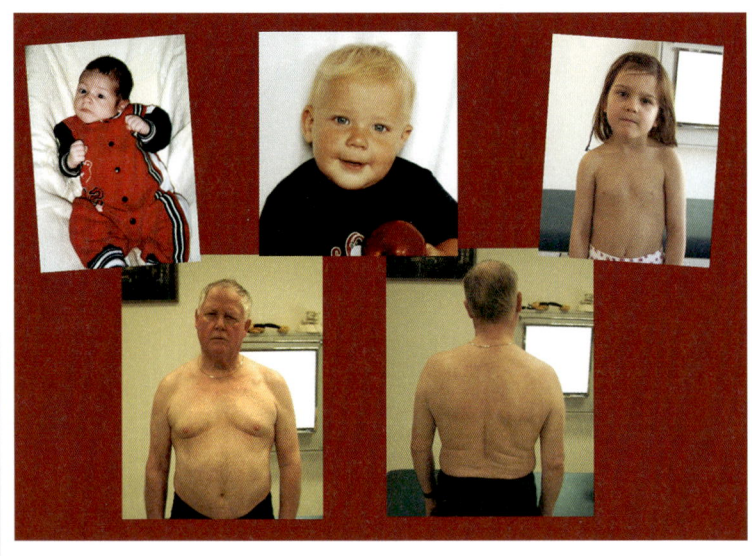

Für zahlreiche spätere KIDD Kinder schließt sich nach dem „KISS-Alter" eine weniger auffällige Kleinkindzeit (bis etwa zum fünften Lebensjahr) an, da eventuelle Symptome in den Wogen der Entwicklungsspanne untergehen.

KISS (0 bis 2 [3] Jahre)

|

„unspezifisches" Kleinkindalter

|

KIDD ab etwa 5. Lebensjahr bis Pubertät

Die im Vorschulalter gefundenen Auffälligkeiten reichen von Haltungsstörungen über motorische Rückstände bis hin zu Wahrnehmungsstörungen und unklaren Kopf-, Bauch- und Knieschmerzen. Wegen der zunehmend komplexen Gestaltung des sensomotorischen Systems (das von der Reizwahrnehmung über deren Verarbeitung – mit Gedächtnis – bis zur Reizantwort reicht) sind solche Fehlregulationen nicht leicht zu erkennen. Darum lässt sich im Vorhinein nie genau sagen, welche Erfolgsaussichten eine Behandlung über den Wirbelsäulenfaktor im Einzelfall hat.

Eine entsprechende Diagnostik und das Suchen nach dem „roten Faden" kann die Aufmerksamkeit auf den Bewegungsapparat lenken. Für Kinder, bei denen die Funktionsstörung der oberen Halswirbelsäule (mit-) verantwortlich für die geschilderten Beschwerden ist, wurde der Begriff KIDD gewählt. Hier reichen meist zwei bis drei Behandlungen der Wirbelsäule aus, um die zugrunde liegende Problematik aufzulösen oder zumindest einzuschränken. Darüber hinaus sollten Betroffene in größeren Abständen (halb- bis anderthalbjährlich) zur Kontrolluntersuchung vorgestellt werden, sofern sie Auffälligkeiten aufweisen.

12. Elternberichte

„Christa" (zumindest heißt das Mädchen so ähnlich)

Christas (* 1995) erste drei Lebensmonate waren geprägt von Blähungen. Tage- und nächtelang gab es wenig Ruhe; mit Beginn der 13. Lebenswoche waren die Koliken schlagartig vorbei. Das alte Sprichwort „Speikinder – Gedeihkinder" bewahrheitete sich jedoch noch lange nicht.

Mit sechs Monaten konnte Christa sitzen – stocksteif, als hätte sie ein Brett verschluckt; ansonsten war das mit der Bewegung nicht so rosig. Im achten Lebensmonat bekam sie ein Bobby-Car, welches von da an ihr Fortbewegungsmittel war. Mit diesem Teil kam sie überall hin, wozu also „krabbeln"?? Diesen Fehler haben wir als Eltern dann ja schnell erkannt.

Um den ersten Geburtstag herum sind wir mit Christa einmal wöchentlich zur Krankengymnastin gefahren, wo sie auf spielerische Art und Weise dann in ca. einem halben Jahr und viel „Heimarbeit" das Krabbeln und Laufen gelernt hat. Roller- und Fahrradfahren hat Christa durch viel Üben erlernt. In ihrer Bewegung ist sie sehr behäbig, aber ehrgeizig. Schaukeln, Rutschen, Wippen usw. machen ihr viel Spaß!

Nach der U 8 wurden wir dann vorstellig bei einem Orthopäden, der sich Christas X-Beine und evtl. Platt- oder Sichelfüße anschauen sollte. „Soweit alles in Ordnung, auf gutes Schuhwerk achten", hieß es dann.

Auch zur Logopädin fahren wir seit dieser Zeit; erhebliche Ausspracheschwierigkeiten und Unverständlichkeit.

Da hat sich in nun schon 1 1/4 Jahren doch recht viel getan.

Nach der U 9 wurden wir vorstellig bei einem Kinderneurologen. Das EEG sei in Ordnung, die Unbeweglichkeit sei Bewegungsmangel und Faulheit, keine Krankheit.

Danach kamen wir auf Empfehlung zur manualmedizinischen Kontrolle, hier wurden bei Christa Blockaden im Halswirbelbereich festgestellt. Auch die „schiefe Wirbelsäule" habe ich gesehen, als sie mir gezeigt wurde. Nach dem „Spielen und Musizieren mit den Knochen", wie es Christa gegenüber so nett rüber kam, haben wir ein ganz anderes Kind. Christa läuft, springt und hüpft viel leichter, viel natürlicher, viel freier und mit viel mehr Spaß an der Sache. Auch ein Wettrennen mit ihrem jüngeren Bruder ist ihr nun jederzeit willkommen, weil sie weiß, dass sie nun gegen ihn gewinnen kann.

Von der Logopädin bekommt Christa in letzter Zeit sehr viel Lob, sie rasselt mit dem Stoff nur so da durch. Auch im Kindergarten ist man mit ihrer Entwicklung sehr zufrieden.

Christas Körper hat sich gestreckt, sie hat einen richtigen Hals bekommen. Die Schultern sitzen also nicht wie vorher „an den Ohren"...

„Jonathans" kleine Lebensgeschichte

Die Geschichte von Jonathan und uns ist weitaus schwieriger für mich zu schreiben, als ich ursprünglich gedacht hatte. Ich sitze vor einem Berg von Erinnerungen und weiß nicht wo ich anfangen soll.

Wie alles anfing

Alles begann im Oktober 1995. Ich erfuhr von meiner Schwangerschaft und war erst einmal happy. Doch schon acht Wochen später wurde alles kompliziert. Mein Mann wechselte seinen Arbeitgeber und so stand uns plötzlich ein Umzug in eine fremde Stadt und ein anderes Bundesland bevor. Weg von meiner vertrauten Umgebung, weg von meiner Familie und Freunden. Um meinen Frust zu verdrängen, stürzte ich mich in Vorbereitungen. Im April 1996 kam der Umzug und mit ihm die ersten Wehen. Doch schonen konnte ich mich nicht, dazu war ich innerlich viel zu unruhig. So landete ich schon bald im Krankenhaus, wo man mich mit Valium, Magnesium und Wehen hemmenden Mitteln zur Ruhe zwang. Dadurch wurde es mit meiner Psyche auch nicht besser, aber ich wusste, da ich selbst Krankenschwester bin, dass ich nun vorrangig an mein Kind denken musste. Den Rest der Schwangerschaft verbrachte ich zum größten Teil im Krankenhaus. Im Juli wurden wir dann stolze Eltern eines gesunden Jungen.
Bei der ersten Untersuchung im Krankenhaus stellte man bei Jonathan einen leichten Sichelfuß fest, der Arzt riet mir seine Fußinnen und -außenseiten zu massieren.
Der Kinderarzt zu Hause sagte mir, wir sollten Jonathans Kinderbettchen verschieben und ihn gezielt von links ansprechen, da er eine „Schokoladenseite" hätte. Die Tragweite dieser Aussagen konnte ich damals noch nicht verstehen.

Erste Verhaltensauffälligkeiten

Das einzige, was mir Sorgen machte war, dass Jonathan schrecklich viel schrie. Vor dem zu Bett gehen schrie er oft stundenlang, bis er dann völlig erschöpft einschlief. Ich versuchte streng, wie alle modernen Mamis nach dem Buch „Jedes Kind kann schlafen lernen" vorzugehen, doch bei Jonathan nützte das gar nichts. Tagsüber war er mal zuckersüß und in der nächsten Sekunde wieder furchtbar wütend. Er brauchte einen ganz streng geregelten Tagesablauf, jede noch so kleinste Veränderung ließ ihn austicken. Merkwürdig fanden wir auch, dass Jonathan nicht

gerne kuschelte, schmuste und auch nicht gerne gestreichelt wurde.
Ich erinnere mich an die U4 Untersuchung beim Kinderarzt. Jonathan
schrie wie am Spieß als der Arzt ihn an einem Bein aufhängte und in
der Luft umherwirbelte. Da fragte er mich ganz genervt, ob mein Kind
immer so aggressiv sei. Ich war so verärgert über diese Frage, dass ich
es nicht mehr herausbrachte, ihm mein Leid zu klagen.
Das Stillen klappte nicht und das spätere Fläschchen und Essen vom
Löffel waren eine harte Geduldsprobe für uns. Auch auffallend war
sein starker Speichelfluss. Einmal war ich bei einer Bekannten zum
Kaffee eingeladen. Jonathan krabbelte munter über deren Parkett. Er
sabberte extrem auf den Boden und machte meine Gastgeberin total
nervös. So putzte sie den ganzen Nachmittag meinem Sohn hinterher
und wir waren nie wieder dort eingeladen.

Jonathan wird älter, bleibt aber schwierig

Jonathan reagierte auf alle Kinder, die ihm zu nahe kamen, sehr aggressiv. Wir mussten bald die Mutter-Kind-Gruppe wieder verlassen,
da Jonathan ständig andere Kinder biss. Es half kein Schimpfen, gutes
Zureden, konsequentes Nachhausegehen, es war schrecklich. Auch der
Versuch, ins Mutter-Kind-Turnen zu gehen, misslang. Jonathan zeigte
keinerlei Interesse und ärgerte ständig die Kinder. So fiel es mir schwer,
soziale Kontakte aufzubauen. Ich lernte bald, dass Mütter sich ihre
Bekanntschaften meist nach den Kindern aussuchten.
Jonathan war sehr tollpatschig und lernte erst mit 17 Monaten laufen.
Alle paar Schritte stolperte er über seine Füßchen und flog ständig
auf die Nase. Seine Frontzähne waren abgesplittert und sein Lippen-
bändchen bald durch. Andere Kinder liefen ihm beim Spielen davon,
da konnte Jonathan nicht mithalten. Jonathan war sehr frustriert und
spielte meist alleine. Mittlerweile war ich sehr beunruhigt über seine
motorische Entwicklung. Da der Kinderarzt auf meine Beobachtungen
nicht einging, konsultierte ich einen Orthopäden. Doch der ließ Jonathan dreimal im Untersuchungszimmer auf und ab laufen und tat mich
dann als hysterische Mutter ab. Warten Sie ab, sagte er, das Fußbett
muss noch ausreifen.

Die Kindergartenzeit beginnt

Mit drei Jahren kam Jonathan in den Kindergarten. Eine neue Katastrophe nahte. Ans Sauberwerden war nicht zu denken und in die Gruppe
eingliedern wollte er sich auch nicht. Jeden Tag hielt mir die Erzieherin
vor, was Jonathan angestellt hatte. Deren Geduld war bald zu Ende.
Nach einem halben Jahr mussten wir auf Grund eines erneuten beruf-
lichen Umzuges den Kindergarten wechseln.

Damit war das Problem jedoch nicht behoben. Die neuen Erzieherinnen hatten zwar zuerst noch mehr Geduld mit ihm, doch sein Verhalten wurde immer schlimmer. Durch seine motorischen Defizite hatte Jonathan gelernt, dies sprachlich zu kompensieren und verstrickte die Kindergärtnerinnen in endlose Diskussionen, bei denen er stets das letzte Wort hatte. Wurde er dann geschimpft, schaltete er auf völligen Durchzug und ließ niemanden mehr an sich ran.

So landeten wir beim Psychotherapeuten. Ein Schritt, der mir nicht leicht fiel. Der Psychotherapeut schob Jonathan gleich in die „hyperaktiv-Schublade" und verordnete ihm Magnesium, Phosphate und Zink und krempelte unseren Ernährungsplan völlig um. Ich war soweit, dass mir jede Diagnose und Therapie recht kam, doch geholfen hat es nichts.

Ich suchte ständig nach dem Grund und dachte ich müsste den Fehler bei mir suchen.

Mittlerweile hatte Jonathan einen kleinen Bruder bekommen, der sich völlig „normal" entwickelte. Und ich begriff, dass mich andere Mütter gar nicht verstehen konnten, wenn sie nicht selbst so ein Kind hatten. Jonathan wurde zum Einzelgänger; alle Kinder fanden ihn doof. Waren wir auf einem Spielplatz, saß Jonathan immer alleine in einer Ecke, beschäftigte sich mit kleinen Steinchen oder Stöcken und machte dazu unaufhörlich Geräusche. Kam ihm ein Kind zu nahe, beschimpfte er es und tat ihm weh. Das einzige Kind, das er in seiner Gegenwart akzeptierte, war sein Bruder, den liebte er über alles.

Wir bekommen langsam Licht ins Dunkel

Im Frühjahr 2001 fragte ich bei unserer neuen Kinderärztin um Rat. Sie untersuchte Jonathan und stellte fest, dass er Probleme mit dem Gleichgewicht und der Wahrnehmung hat. Sie schickte uns in die Lebenshilfe, damit er dort Krankengymnastik und Ergotherapie bekommen sollte. Endlich hatte ich das Gefühl ernst genommen zu werden. Wir hatten Glück mit der Warteliste und bekamen schon bald einen Platz für ihn. Seine Gymnastiklehrerin wollte alles über Jonathan wissen, beobachtete ihn genau und tastete seine Wirbelsäule ab. Schon bald sagte sie mir, dass sie glaube, Jonathan leide am KISS Syndrom. Ich war im ersten Moment wie überfahren. Ich dachte mir nur, jetzt kommt die Nächste, die an Jonathan herumdoktert. Woher wollte gerade sie wissen was meinem Kind fehlt? Ich war sehr skeptisch. Sie gab mir ein Buch über das KISS Syndrom mit nach Hause zum Lesen.

Zum ersten Mal nach all den Jahren hatte ich das Gefühl, endlich eine Antwort auf meine Fragen zu bekommen. Dieses Buch war wie ein

Spiegel von Jonathan. Mein Mann war anfangs sehr skeptisch. Als er sich die Zeit nahm auch einmal im Buch zu lesen bemerkte er ebenfalls die vielen Parallelen zu unserer Situation. Nach langem Abwägen stand für uns fest, wir fahren und lassen Jonathan untersuchen.

Die Krankengymnastin war mindestens genauso nervös wie wir, als wir im April 2001 das erste Mal auf weite Reise gingen. Anhand der genauen Untersuchung und einem Röntgenbild der Halswirbelsäule wurde uns bestätigt, dass Jonathan Blockaden in der Hals- und Lendenwirbelsäule hat. Uns wurde erklärt, dass Jonathan dadurch unter Wahrnehmungsproblemen, Gleichgewichtsstörungen und Höhenangst leidet. Durch seine jahrelange Fehl- und Schonhaltung des Körpers hatte er mittlerweile leichte Haltungsschäden. Daraufhin stimmten wir zu, Jonathan behandeln zu lassen. Wir hatten Angst, es sah alles so gefährlich aus. Doch für Jonathan ging alles so schnell und der Arzt ging so nett und spielerisch mit ihm um, dass Jonathan gar nicht dazu kam, Protest einzulegen. Nach der Behandlung hat Jonathan zwar kurz geweint, aber ich denke es war mehr die Verblüffung darüber, was der Mann da gerade mit ihm gemacht hat.

Erste verblüffende Erfolge und der nächste Schock

Voll von Eindrücken, die uns noch nicht sagen konnten, ob die weite Reise etwas gebracht hatte oder alles nur Hokuspokus war, fuhren wir wieder nach Hause. Ein halbes Jahr später sollten wir wieder zur Kontrolle kommen. Die ersten Tage nach der Behandlung war Jonathan unausstehlich, das Einzige was uns auffiel war, dass er plötzlich beim Laufen nicht mehr über seine Beine stolperte. Ca. zehn Tage später kam der Durchbruch, Jonathan war plötzlich wie ausgetauscht. Er wirkte zufrieden und ausgeglichen, hatte plötzlich Lust zu klettern und zu laufen und spielte mit anderen Kindern. Es war nicht zu fassen. Es war als hätten wir ein neues Kind bekommen. Zum ersten Mal nach fünf Jahren kam Jonathan auf mich zu, und fragte mich, ob ich mit ihm kuscheln möchte. Das war das größte Glück.

Mittlerweile waren wir mit Jonathan fünf Mal zur Kontrolle. Dadurch, dass Jonathan nicht bereits schon im Säuglingsalter diese Behandlung bekommen hatte, konnte eine leichte Asymmetrie im Atlaswirbel nicht behoben werden. Trotzdem hat ihm die Behandlung in seiner Entwicklung sehr geholfen und mit Hilfe von Krankengymnastik und Ergotherapie machte er motorisch große Fortschritte.

Leider hat der Kindergarten diese positive Entwicklung nicht erkannt und Jonathans Verhalten besserte sich im Kindergarten nicht. Er wurde ständig geschimpft und wurde dadurch immer frustrierter.

Im Frühjahr 2002 ging ich mit meinen Kindern zum Augen und Ohrenarzt, da ich nun wirklich alle Sinne meiner Kinder abgeklärt haben
wollte. Dabei kam ein neuer Schock. Jonathan hatte auf dem rechten
Auge eine Sehschwäche von 7,5 Dioptrien. Die Augenärztin tröstete meine neu aufkeimenden Selbstvorwürfe, dies nicht schon früher bemerkt
zu haben. Sie sagte, wenn so eine einseitige Sehschwäche nicht durch
Zufall vom Kinderarzt diagnostiziert wird, kompensiert das gesunde
Auge diese Sehschwäche zu 100 Prozent und ist so für Eltern nicht zu
bemerken. Das räumliche Sehen ist dadurch natürlich eingeschränkt.
Jonathan muss seither mehrmals die Woche sein gesundes Auge abkle-
ben, um das rechte Auge zu aktivieren, die Sehhilfe anzunehmen.

Die schulvorbereitende Einrichtung (SVE) – eine neue Chance

Im Kindergarten spitzte sich die Lage immer mehr zu. Sie ließen Jonathan ihre Abneigung immer mehr spüren, und als ich im Frühjahr 2002
Bedenken äußerte, schlug man mir vor, den Kindergarten zu wechseln.
Niedergeschlagen erzählte ich in der Krankengymnastikstunde von
meinen Sorgen im Kindergarten. Da schlug mir die Krankengymnastin
vor, mir die Einrichtung der SVE zu zeigen. Ich stimmte zu und be-
sichtigte noch am selben Tag mit ihr zusammen die Räume der schul-
vorbereitenden Einrichtung. Dort lernte ich die Leiterin einer Gruppe
kennen, die mir viel Mut machte, Jonathan anzumelden. Es klang alles
so unglaublich schön, dass ich es nicht glauben konnte. Schwimmen,
Turnen, Gymnastik, Ergotherapie, Reiten ... und Jonathan sollte jeden
Tag vom Schulbus abgeholt und gebracht werden. Wir dachten, dass das
Ganze sicher schrecklich teuer für uns werden würde, doch der Staat
übernimmt die Kosten und wir Eltern zahlen nur etwas Geld (Papier
und was sonst noch so gebraucht wird).

Mein Mann und ich konnten die Chance für Jonathan kaum glauben.
Was andere dachten, war uns egal. Das Geschwätz über uns im Dorf
waren wir mittlerweile gewohnt. Uns war nur noch wichtig, Jonathan
aus diesem Kindergarten weg zu bekommen und ihm eine faire Chance
zu geben, im nächsten Jahr einen guten Start in die Schule zu haben.

Jonathan wurde nur sehr kühl vom Kindergarten verabschiedet. Als
ich fragte, ob ich an seinem letzten Tag einen Kuchen mitnehmen soll,
verneinte man das nur.

Im September war es dann so weit, Jonathan wurde zum ersten Mal
vom Schulbus abgeholt. Er fand es super cool, Schulbus zu fahren. Jeden Tag kam Jonathan sehr gelöst und zufrieden nach Hause. Trotzdem
hatte ich jeden Tag Angst, wenn er nach Hause kam und schaute erst

einmal in seine Tasche. Ich wartete auf einen Zettel auf dem stand: Ihr Kind ist nicht tragbar, wir können Ihr Kind hier nicht länger behalten. Dieser Zettel kam nie.

Im Dezember kam dann die erste Einladung zur Adventsfeier mit Krippenspiel. Ich traute meinen Augen nicht. Jonathan sagte laut und deutlich seinen Text auf. Er hampelte nicht rum, ärgerte nicht die Kinder neben sich und grinste stolz ins Publikum. Und ich war erst stolz! Vor einem halben Jahr wäre das niemals möglich gewesen.

Das Elterngespräch im Januar verlief sehr positiv. Jonathan hat große Fortschritte in der Wahrnehmung gemacht, sein Sozialverhalten hat sich sehr verbessert. In den Tests schloss er überdurchschnittlich gut ab und man sagte mir, wenn er die nächsten Monate sein Potential noch vergrößert, hat er sicher einen super Start in der Schule. Wir sind sehr erleichtert darüber.

Vielleicht fahren wir im Sommer vor Schulbeginn noch einmal zur Kontrolle der Wirbelsäulenfunktion. Bis dahin müssen wir leider noch einmal beruflich umziehen. Aber für Jonathan ist es gut so. Wir schließen hier völlig ab, fangen noch einmal von vorne an und er kommt in eine Schule, wo niemand Vorurteile gegen ihn hegt.

Obwohl ich Jonathans Bruder jeden Tag vom Kindergarten abhole, wurde ich dort noch nie gefragt, wie es Jonathan geht.

Jonathan wird sicher immer anders sein als andere. Jonathan ist nun mal Jonathan. Wir haben gelernt, ihn besser zu verstehen. Ohne die Förderung der letzten zwei Jahre hätte er seinen Platz im Leben nur schwer gefunden.

„Roland"

Roland ist unser einziges Kind, ein Wunschkind. Er wurde nach 42 Schwangerschaftswochen per Saugglocke entbunden, dabei hatten zwei Ärzte fest auf meinen Bauch gedrückt.

In den ersten Lebensmonaten hat Roland praktisch ununterbrochen geschrien, lag mit hochrotem Köpfchen im Bett, machte sich steif, ließ sich nicht stillen, war unruhig, wollte ständig beschäftigt werden und hat auch tagsüber nicht geschlafen. Im vierten Monat verschrieb der Kinderarzt Hopfen zur Beruhigung. Da auch das nicht half, erhielt Roland von einem anderen Kinderarzt eine phosphatarme Ernährung. Später ging Roland überall dran, war nicht zu bremsen, schien wie aufgedreht, oft aggressiv, fing vieles an und machte nichts zu Ende.

Mit drei Jahren wurden wir beim Kinderpsychiater vorstellig. Der aber attestierte Roland eine gute Gesundheit, ich sei an allem Schuld, „die Chemie würde nicht stimmen".

Inzwischen war Roland aus dem Kindergarten rausgeflogen, er wäre pädagogisch und personalmäßig unhaltbar.

Mit fünf Jahren erfolgte dann ein Besuch in der Kinderneurologie in einem Düsseldorfer Krankenhaus: Diagnose ADS mit Hyperaktivität. Außerdem sei die Fein- und Grobmotorik retardiert. Die Behandlung erfolgte mit Ritalin, gleichzeitig Spieltherapie, Ergotherapie und Psychomotorik.

Im Großen und Ganzen war Roland etwas ruhiger und angepasster geworden, manchmal wirkte er wie apathisch, manchmal rastete er trotz Ritalin aus. Im Alter von sieben Jahren war Roland so ziemlich sauber, zumindest was seinen Stuhlgang anging. Er wirkte dennoch oft unkonzentriert, motzig, mit sich selbst unzufrieden, frustriert, schlecht gelaunt und weigerte sich mit acht Jahren sein Medikament weiter zu nehmen. Darauf hin haben wir Kontakt zu Family Care e.V. aufgenommen. Auf Empfehlung des Vereins stellten wir Roland bei einem homöopathisch arbeitenden Therapeuten vor und seit Mitte Dezember 2002 bekommt unser Sohn seine speziell für ihn abgestimmte Medizin. Ritalin wurde abgesetzt. Darüber hinaus waren wir im Januar 2003 zur manualmedizinischen Behandlung seiner Wirbelsäulenblockierungen. Es folgten drei sehr schwierige Wochen. Roland war nervös, gereizt und bockig. Danach wurde es viel besser. Er war lieb, konzentriert, zum ersten Mal wie ein „ganz normales Kind".

Roland wird die vom Homöopathen verordnete Clustermedizin wohl vorerst weiter nehmen und wir werden parallel dazu den Jungen manualmedizinisch kontrollieren lassen. Wir haben die Hoffnung, die Medizin bald gänzlich absetzen zu können.

„Jasmin"

Unsere Kinder Jasmin und Peggy sind Zwillinge und elf Jahre alt.

Im Mai 1999 erlitt Jasmin einen Schlaganfall, sie konnte danach nicht mehr laufen und sitzen. Zudem war die Sprache deutlich beeinträchtigt. Seit diesem Zeitpunkt begannen ihre Migräneanfälle. Nach sechswöchigem Krankenhausaufenthalt und vier Monaten Reha kamen wir wieder nach Hause und suchten uns Therapeuten zur weiteren Behandlung. Jasmin besuchte regelmäßig Therapiestunden in Logopädie, Ergotherapie und Krankengymnastik. Heute kommt Jasmin trotz ihrer Halbseitenlähmung gut zurecht. Auffällig waren noch eine gewisse Unruhe, Konzentrations- und Gleichgewichtsstörungen.

Unsere Therapeutin für Krankengymnastik riet, Jasmin zur manual-medizinischen Untersuchung vorzustellen. Nach längerer Überlegung nahmen wir dann den Weg ins Ruhrgebiet auf uns.

Dort erfolgte zunächst eine gründliche Untersuchung von Jasmin und ein Beratungsgespräch, wonach unsere Tochter an der Halswirbelsäule „eingerenkt" wurde. Einerseits glücklich aber auch skeptisch fuhren wir wieder nach Hause.

Etwa einen Monat später fiel uns und den Lehrkräften der Schule auf, dass unsere Tochter eine erhebliche Verbesserung in der Konzentration zeigte, sie ist ruhiger und ausgeglichener und auch das Gleichgewicht verbesserte sich deutlich.

Das Schönste für uns und Jasmin ist jedoch, dass sie seit dem Zeitpunkt des „Einrenkens" keinen Migräneanfall mehr hatte.

„Angelika"

Der nächste Fallbericht ist insofern ein ganz besonderer, da es sich bei Angelika um kein typisches KISS Kind handelte, sondern schon bei der Erstuntersuchung in der Praxis nicht übersehbare neurologische Auffälligkeiten nachweisbar waren. Ich möchte auf die Fallbeschreibung dennoch nicht verzichten, da sie einerseits zeigt, wie sehr auch Kinder mit neurologischen Vorschädigungen von einer manuellen Behandlung profitieren können (und ihre Störungen kompensieren) und andererseits, dass man selbst als Behandler immer dazu lernt. Dies ist auch der Grund, warum ich gemeinsam mit der Mutter (Ärztin) die kleine Geschichte von Angelika erzählen will.

Sie und ihr Bruder hatten getrennte Fruchtblasen (Zwillingsschwangerschaft), ihre Fruchtblase ist in der 16. SSW geplatzt, sie verbrachte dann weitere 17 Wochen – also über vier Monate – in der geplatzten Fruchtblase, die sich teilweise wieder gefüllt hatte, in relativer Enge. In den letzten Wochen lag sie im Ultraschall bereits immer in der gleichen Lage mit Kopf nach links und verschränkten Armen davor. Dann Wachstumsstillstand von Angelika und geplanter Kaiserschnitt nach 32 Schwangerschaftswochen, APGAR 9/10/10.

Im Weiteren nichts Ungewöhnliches außer Unreife, keine Hirnblutung. Bei Geburt stand der linke Fuß ab.

Wir haben dann erst im vierten Monat bemerkt, dass sie nie den Kopf nach rechts drehte, rechts auch stärkste Reize nicht wahrnahm und einen schiefen Hinterkopf hatte. Wir gaben nach kinderärztlichem Rat alle Reize von rechts. Der Kopf wurde immer schiefer, sie drehte den Kopf nie nach rechts.

Im fünften Monat wurde Krankengymnastik nach Vojta verordnet, seither turnten wir drei- bis viermal täglich. Hierdurch besserte sich die C-Skoliose und sie baute vor allem Rückenmuskulatur auf.

Eine Lagerung gelang zunächst überhaupt nicht, weil sie immer den Kopf wegdrehte oder sich selbst wegschob, der Hinterkopf wurde extrem schief, das Gesicht nur wenig, weil sie ungern auf dem Bauch lag. Die Ohren waren deutlich verstellt, das Ganze sah irgendwann extrem aus. Wir standen kurz vor diesem Helm in Gießen (Lagerungshelm zur Vermeidung der Schädeldeformität). Orthopädisch wurde eine „ausgeprägte Schieflagedeformität des Kopfes" diagnostiziert und Rücksprache mit der Uniklinik Heidelberg gehalten. Dort hieß es, das sei „so selten" dass man sich selbst erst einmal schlau machen müsse. Dann haben wir mit einer selbstgebauten Kopfstütze (Schaumgummi aufgeklebt auf weichem Holz) den Kopf nachts nach rechts fixiert, frei drehbar bis maximal geradeaus, seither hat sie auch tagsüber den Kopf freiwillig nach rechts gedreht (soweit sie eben konnte).

Beginn der Paraspastik und Entwicklungsverzögerung: Im sechsten Monat fing sie an, beide Beine häufig gerade wegzustrecken und die Füße dabei anzuziehen. Des Weiteren hörte sie zu dem Zeitpunkt auf, das auf den Bauch drehen zu üben und erlernte es erst jetzt vor kurzem mit 8 1/2 Monaten, während der Zwillingsbruder sich inzwischen schon alleine an Möbelstücken hochzieht und daran seitwärts läuft. Es wurde vom neurologisch gut ausgebildeten Kinderarzt (unser vierter Kinderarzt inzwischen) eine Paraspastik diagnostiziert.

Sie ist sehr wach und aufmerksam, aktiv, kommuniziert, spricht viel aber weniger Laute als der Bruder, ist feinmotorisch gut, hat immer gut getrunken, speichelt nur zeitweise sehr extrem (beim Zahnen). Sie ist ein sehr ruhiges Kind, das nur schreit, wenn es großen Hunger hat oder sehr müde ist, man vergisst sie dadurch leicht gegenüber dem fordernden und anstrengenden Zwillingsbruder.
Die Spannungserhöhung der Beinmuskulatur besserte sich jeweils kurzfristig durch die Vojtatherapie.

Im Alter von zehn Monaten wurde mir Angelika erstmals zur manualmedizinischen Untersuchung vorgestellt.
Gleich bei der Betrachtung des Mädchens fiel die noch deutliche Hinterhauptabplattung links auf, auch sah man noch Reste der linkskonvexen Haltung (also umgedrehtes „C"). Bei der Untersuchung fand man darüber hinaus eine Überstreckungstendenz, die Muskulatur der Beine war ständig angespannt und auch die Kontrolle der Reflexe erbrachte deutliche Abweichungen. Somit bestätigte sich die Diagnose des Kinder-

neurologen „Paraspastik", ich hoffte dennoch dem Mädchen wenigstens die behandelbaren Steinchen (Blockierung der Halswirbelsäule) aus dem Weg der motorischen Entwicklung zu räumen. Wie sonst auch in solchen Fällen erklärte ich der Mutter, dem Kind nicht ursächlich helfen zu können. Wie viel eine manuelle Behandlung dann letztlich bringt muss der Therapieerfolg entscheiden. Im Vorhinein weiß man nie so genau wie groß die Steinchen sind, an die man heran kommt. Dabei gibt es durchaus einige Kinder, bei denen sich dann auch nicht viel tut und hier ist eine weitere manuelle Behandlung dann meist zwecklos.

Angelika gehörte jedoch zu jenen Kindern, die ausgesprochen gut auf eine manuelle Therapie ansprechen und unsere (insgeheimen) Erwartungen noch übertreffen.

Mit 10 Monaten waren wir dann zur ersten manuellen Behandlung. Die Kleine war schlagartig ein anderer Mensch. Der Kopf stand gerade, vom ausgeprägten Schiefhals sah man nichts mehr, dadurch wirkte sie richtig unvertraut gerade und wurde von Freunden für den Bruder gehalten. Sie bewegte den Kopf völlig frei. „Mir war vorher gar nicht aufgefallen, dass sie in ihren Bewegungen blockiert war, aber jetzt im Vergleich war das eindeutig".

Die Verspannungen der Beinmuskulatur waren weg (und das ohne KG)! Die Beine waren fast genauso locker wie die vom Zwillingsbruder. Sie hatte bereits einen Tag vor der Behandlung mit Krabbelversuchen begonnen und erlernte jetzt innerhalb einer Woche das Krabbeln, das sich in den Stand hochzuziehen, sicher stehen und seitlich laufen und freies Sitzen. Der dreimonatige Entwicklungsrückstand (korrigiert weniger) war schlagartig weg.

Des Weiteren war sie auch von der Persönlichkeit her ein ganz neues Kind, nämlich massiv fordernd und anstrengend. Sie wollte plötzlich etwas, meist durch die Gegend geführt werden, aber sie zeigte jetzt auch Ärger, wenn ihr etwas nicht passte und sonstige Gefühlsäußerungen, die wir sonst nur vom Zwillingsbruder kannten. Mein Mann sagt sogar manchmal spaßeshalber: Wären wir bloß nicht zur manuellen Therapie gefahren, dann wäre sie jetzt nicht so anstrengend – er war immer so stolz auf seine „brave Tochter" gewesen. Sie hüpft auch noch ständig. In den ersten zwei Tagen nach Therapie lag sie oft auf dem Boden, machte nichts und lachte einfach lauthals. Das hat sie nie zuvor gemacht.

Was langsamer kam, aber auch sehr deutlich, ist, dass sie sprachlich stark aufholte, plötzlich Töne wie ihr Bruder machte und dann an einem Tag das komplette Repertoire (lala, baba, dada, wawa etc.) durchging, das der Zwillingsbruder über mehrere Wochen durchgemacht hatte (er hatte an einem Tag lala, an einem anderen dada usw. gesagt).

Also kurz, es war ein Riesenerfolg, man sah nichts mehr von der Symptomatik.

Am Tag nach der Therapie wollte sie gar nicht schlafen und war sehr wach, über eine Woche schlief sie mit offenen Augen (so dass man die Pupille sehen konnte) und war sofort wach wenn etwas kam.

Zwei Wochen später kam die Blockade mit voller Symptomatik, die über drei Tage entstand, wieder, der Hals war schief, C-Skoliose ausgeprägt, Kopfbewegungen eingeschränkt. Die Kleine krabbelte plötzlich seitwärts (genau seitwärts 90°) wie ein Krebs – halt ihrem schiefstehenden Kopf nach. Sie kam überhaupt nicht zurecht, fiel nur noch hin und zog sich eine Beule nach der anderen an der rechten Stirn zu. Sie bekam nach einigen Stürzen Nasenbluten.

Am nächsten Tag krabbelte sie noch 45° schief nach links vorne und am folgenden Tag fast gerade, allerdings mit stark ausholenden und überschießenden Bewegungen der linksseitigen Extremitäten. Wir waren sehr besorgt.

14 Tage nach der Erstbehandlung fingen wir dann wieder mit der Vojta-KG an. Wie immer schrie die Kleine so laut sie konnte, Rotz und Wasser liefen überall hinaus, durch Schreien und Rotz bekam sie ihre Atmung nicht mehr koordiniert und keine Luft mehr (wie gesagt alles wie immer), neu dazu kam ein Nasenbluten (nach den vielen Stürzen halt). Die Krankengymnastin sagte daraufhin, dass es wohl doch besser wäre keine Vojta-KG mehr zu machen, sondern auf Bobath umzusteigen. (Das Nasenbluten hatte sie erschreckt, außerdem war sie der Meinung, dass nach fünf Monaten Therapie die Kleine nicht mehr so schreien dürfte.)

Die Kleine arrangierte sich dann im Weiteren halbwegs mit ihrem wieder schiefen Hals unter großen Schwierigkeiten, wir machten erst einmal gar keine KG.

Spontane Besserung 5.2.2003: Zehn Tage später wurde der Hals spontan wieder gerade, es gab wie direkt nach der Manualtherapie nur geringe Umstellungsprobleme und wieder extreme Wachheit – sie schlief den ganzen Tag nicht.

Neuropädiater 20.2.2003: In den Zeitraum mit geringen Symptomen fiel dann der Termin beim Neuropädiater Dr. XY im Kinderneurologischen Zentrum, der sich sehr viel Zeit für uns genommen hat. Nachdem er die ganze Geschichte gehört hat, meinte er dann, dass sie eine Blockade gehabt habe, die manualtherapeutisch angegangen werden könne. Jedenfalls diagnostizierte der Doktor neurologisch sehr zu meiner Überraschung doch noch eine leichte Paraspastik sowie eine leichte Ataxie, also eine kombinierte neurologische Störung.

Dennoch glaube ich es nach wie vor nicht, dass sie etwas Neurologisches hat und werde mich weiter überraschen lassen.

Wir haben jetzt mit Bobath-KG angefangen und die Therapeutin ist sehr beeindruckt wie motorisch aktiv die Kleine ist und was sie schon alles kann. Gestern haben sie und der Zwillingsbruder gleichzeitig (!!) mit Versuchen frei zu stehen begonnen und feinmotorisch ist die Kleine eindeutig dem Bruder voraus (sie klatschte vor ihm und benutzte den Pinzettengriff vor ihm).

Wir waren dann, durch unsere Bobath-Krankengymnastin vermittelt, bei der Osteopathie und dort hieß es, dass trotzdem der Tonus jeweils einseitig noch erhöht sei.

Bei der Kontrolluntersuchung nach acht Wochen in unserer Praxis war ich sehr überrascht von der guten Entwicklung des kleinen Mädchens. Sie konnte symmetrisch und alternierend krabbeln, zog sich hoch in den Stand und auch die Reflexe hatten sich deutlich gebessert. Insgesamt bestanden nur noch leichte Auffälligkeiten bei der neurologischen Untersuchung. In der Halswirbelsäule fand ich nur noch leichte Verspannungen mit einer Blockierung am oberen Wirbelsäulenpol (vielleicht auch durch die Stürze) und behandelte das Kind nochmals.

Wenige Tage später erhielt ich folgende Rückmeldung:

Wir waren gestern zum zweiten Mal zur manualmedizinischen Behandlung und Püppis (Angelikas) Hals wurde zum zweiten Mal gerade „gerichtet" mittels HIO-Technik (manuelle Therapie).

Nach dem ersten Mal mit zehn Monaten hatte sie ja innerhalb einer Woche ihren zweimonatigen Entwicklungsrückstand (laut Arzt und KG übereinstimmend) aufgeholt und die Spastik war fast weg.

Einen Tag nach dem zweiten Mal (13 1/2 Monate alt) läuft die Kleine plötzlich. Und zwar gleich so gut wie der Held (Zwillingsbruder) erst nach einem Monat üben! Ich glaub's immer noch nicht... Sie hat nie geübt. Bisher hat sie noch nicht einmal frei stehen können. Und heute lacht sie sich kaputt und läuft einfach quer durchs ganze Zimmer – immer wieder. Nix mit zwei bis vier Schritten wie der Held (Zwillingsbruder) am Anfang und dann erstmal gar nichts mehr! Sie läuft.

Wir werden gespannt sein dürfen, wie sich Angelika weiter entwickelt und ob sie in größeren Abständen weiter Behandlungen benötigt. Leider profitieren bei weitem nicht alle neurologisch erkrankten Kinder so stark wie Angelika und bei manchen tut sich gar nichts. Andererseits ist man immer wieder fasziniert, welche enormen Kompensationsmöglichkeiten die frühe Kindesentwicklung bieten kann.

Angelika besucht mich ein- bis zweimal pro Jahr und hat sich toll entwickelt.

„Tobias"

Der nachfolgende Bericht über Tobias ist im eigentlichen Sinne nicht von seinen Eltern verfasst sondern stammt aus meiner „Feder". Nichtsdestoweniger bin ich den Eltern über die Rückinformationen dankbar, da sie aufzeigen, wie komplex die Regulationssysteme unseres Körpers arbeiten. Tobias wurde mir im Alter von sieben Jahren wegen Gleichgewichtsstörungen, fehlendem Einbeinstand, Ungeschicklichkeit, Defiziten beim Malen und anderem mehr vorgestellt. Die Haltungsdiagnostik erbrachte eigentlich keine gravierenden Auffälligkeiten, manualmedizinisch bestand jedoch eine erhebliche Funktionsstörung im Kopfgelenksbereich. Diese wurde dann auch bei der Erstbehandlung gelöst. Im Rahmen der Wiedervorstellung nach acht Wochen berichteten die Eltern, dass sich in der zurückliegenden Zeit eigentlich nichts verändert habe. Lediglich ergänzten sie den Anamnesebogen, weil ihnen bei der Erstuntersuchung entfallen war, dass der Junge vor einem Jahr kopfüber vom Klettergerüst gefallen war. Die erneute Kontrolle der Zeichnungen und der Grobmotorik ließen dann auch keinen Unterschied zum letzten Mal erkennen. Einzig auffällig erschien mir die Augenmotorik beim immer noch „lustig" anzusehenden Einbeinhüpfen, dabei kam es immer wieder zum Einwärtsschielen eines Auges. Ob diese Reaktion neu war oder ich das Ganze bei der Erstuntersuchung übersehen hatte, kann ich bis heute nicht beantworten. Die Kopfgelenke waren jedenfalls in Ordnung und das Behandlungsergebnis hatte sich somit gehalten. Die weitere augenärztliche Untersuchung erbrachte dann eine Sehstörung links von minus vier Dioptrien. Dies führte zu einer erheblichen Störung des räumlichen Sehens, die der Junge insbesondere bei Bewegung nicht mehr kompensieren konnte. Mit der Verordnung einer ausgleichenden Brille besserten sich die motorischen Rückstände innerhalb kurzer Zeit und Tobias machte rasche Fortschritte.

Die Kopfgelenksblockierung war hier also untergeordnet und evtl. auf den Sturz vor einem Jahr zurückzuführen. Nicht jedes motorische Defizit ist wirbelsäulenbedingt und nur die interdisziplinäre Abklärung aller Sinne der Wahrnehmung lässt eine optimale Förderung der Kinder mit entsprechenden Auffälligkeiten zu.

„Kai"

Kai schläft die ersten drei Lebensjahre kaum eine Nacht mehr als vier bis fünf Stunden, den Rest der Zeit verbringt er mit Schreien. Tagsüber ist er vergnügt und erobert die Welt. Seine Entwicklung verlief völlig normal, er krabbelte sehr früh und ausdauernd, laufen, sprechen, etc. alles altersgemäß. Trotz seiner schlaflosen Nächte scheint er über eine unerschöpfliche Energie zu verfügen. Für das nächtliche Schreien wird keine Ursache gefunden, außer der, dass die Mutter ihn wohl nicht „loslassen" kann.

Die Kindergartenzeit verläuft ebenfalls unauffällig. Er ist eben ein rabaukiger, lebhafter Junge, der nicht gerne malt und am liebsten nur turnt und klettert.

Zu Beginn der Schulzeit fällt auf, dass Kai die /Sch/- und /S/-Laute nicht richtig spricht, seine Zahnärztin diagnostiziert, dass er noch Schluckreflexe eines Säuglings aufweist und damit seine vielen Probleme mit Karies im Frontbereich der Zähne zu erklären sind. Weiterhin zeigt sich, dass er sich vor allem im Sozialverhalten nicht weiterentwickelt. Er ist zu wild, überschreitet Grenzen, die zeigen, dass ihm empathisches Mitempfinden fehlt, welches sich mit Eintritt in die Schule spätestens entwickeln sollte. Aus Sicht von Kai wird er oft als Sündenbock missbraucht und kann seine Anteile an Streitereien nicht wahrnehmen.

Zu diesem Zeitpunkt höre ich (Kais Mutter) einen Vortrag über manualmedizinische Behandlung von KISS/KIDD-Kindern und erkenne meinen Sohn in vielen Dingen wieder. Der Arzttermin ergibt auch tatsächlich, dass erhebliche Probleme im Halswirbelsäulenbereich bestehen und dass noch zahlreiche Säuglingsreflexe vorhanden sind. Kai wird eingerenkt.

Er selbst hat sofort das Gefühl, leichter laufen zu können.

Von da an verändert sich Kai fast täglich. Er wird ruhiger und fühlt sich nach eigenen Angaben viel wohler in seinem Körper.

In der nächsten Zeit wird mir oft von der Schule zurückgemeldet, dass Kai über Kopfschmerzen klagt und ich ihn abholen soll. Der Kontrolltermin in der manualmedizinischen Praxis hat jedoch ergeben, dass die Kopfschmerzen nicht von der Wirbelsäule her kommen, sondern ein rein psychosomatisches Problem sind. Der Rat des Arztes war es, dafür zu sorgen, dass er sich in der Schule nicht „ärgert".

Am anderen Tag habe ich sofort mit der Klassenlehrerin gesprochen und mit ihr vereinbart, dass sie Kai fragt, ob es Konflikte (z. B. aus Pausensituationen) zu klären gibt, sobald die Kopfschmerzen auftauchen. Meinem Sohn habe ich wiederum erklärt, dass er die Kopfschmerzen bekommt, weil er sich ärgert, so wie andere Kinder, wenn sie Sorgen haben, z. B. mit Bauchschmerzen oder vermehrtem Weinen reagieren. Ich habe ihm von meiner Vereinbarung mit seiner Klassenlehrerin berichtet und ihn gebeten, sie ruhig anzusprechen, wenn er nicht klarkommt. Es kostet Kai viel Überwindung sich an das Abkommen zu halten, aber mutig hält er sich daran und kann so gemeinsam mit der Lehrerin seine Konflikte klären. Als Mutter habe ich gelernt zu akzeptieren, dass es meine Aufgabe vor allem ist, voll und ganz hinter meinem Sohn zu stehen und ihm den Rücken zu stärken, weil er aufgrund seiner Wahrnehmungsprobleme schwierige Konfliktsituationen alleine nicht meistern kann.

Seit der Behandlung sind nun anderthalb Jahre vergangen und die Kopfschmerzen sind nicht wieder aufgetaucht. Kai ist ein ausgeglichener Junge geworden, mit einem mittlerweile ausgeprägten Mitgefühl für andere Menschen. Er ist konfliktfähig geworden und kann nun eigene Anteile an Problemen mit anderen erkennen und sich konstruktiv auseinandersetzen. Seine Sprach- und Kariesprobleme haben sich gänzlich gegeben.

„Niklas"

Ich habe einen 3,5 Jahre alten Sohn, bei dem KISS diagnostiziert wurde und ich möchte hier unseren „Leidensweg" schildern.

Niklas kam per Kaiserschnitt zur Welt. Er war ein gesundes großes Baby, mit einem großen Kopf (KU 38 cm). Stillen klappte prima, er war kein Schreikind, eher unauffällig. Nach ca. drei bis vier Wochen fiel mir allerdings auf, dass sein Kopf zu einer Seite hin eher schräg war. Meine Hebamme schickte mich daraufhin zur Cranio-Sacral-Therapie. Dort meinte die Therapeutin es könnte evtl. KiSS sein. Mein Kinderarzt schob diesen Gedanken allerdings direkt als Modediagnose weg. So gingen wir (leider) auch nicht weiter darauf ein, da Niklas ja auch ein total zufriedener kleiner Kerl war und man nicht den Eindruck hatte, ihm würde etwas weh tun. Als er anfing sich umzudrehen, ist mir wohl aufgefallen, dass er dies meistens nur zu einer Seite macht. Aber da meinte der Kinderarzt nur, jedes Kind hat seine Lieblingsseite. Ansonsten hat Niklas für alles zwar ein wenig länger gebraucht, aber er ist gerobbt und gekrabbelt wie ein Weltmeister und mit genau 15 Monaten gelaufen. Er war schon immer ein fröhliches Kind, nur sprachlich sehr ruhig. So mit 1,5 Jahren sprachen mich die Leute schon darauf an, dass er doch sehr ruhig wäre, er konnte nicht mal richtig Mama oder Papa sagen. Dafür hat er seine eigene Gebärdensprache entwickelt. Bei der U7 zum zweiten Geburtstag konnte er zwar Mama sagen, aber insgesamt nur fünf Wörter. Wie immer sagte man mir, ich solle mir keine Sorgen machen, manche Kinder brauchen etwas länger. Das konnte ich schon nicht mehr hören. Ich bat um Logopädie, doch mein Kinderarzt weigerte sich und meinte, wir täten ihm damit keinen Gefallen. Das wollte ich nicht auf mir sitzen lassen und ging zur Frühförderstelle. Dort stellte man zwar die sprachliche Verzögerung fest (welche Überraschung), doch da er in allen anderen Bereichen zeitgerecht entwickelt war, konnte man mir hier nicht weiterhelfen. Auch der HNO- Arzt wollte bis zum dritten Geburtstag mit Logopädie warten. Kurz nach dem dritten Geburtstag bekamen wir dann die Überweisung zum Logopäden. Naja und ich muss zugeben, ich war nach einiger Zeit doch eher enttäuscht, wirkliche nennenswerte Fortschritte gab es nicht. Mir fiel inzwischen auch auf, dass Niklas z.B. beim Turnen sehr ängstlich war.

Ca. drei Monate später rief mich eine Freundin an und erzählte mir von einem Jungen, der auch sprachverzögert war und bei dem KiSS diagnostiziert worden war. Da ich nichts unversucht lassen wollte, rief ich direkt beim KiSS Spezialisten an. Hab dann auch schnell einen Termin bekommen, weil jemand abgesprungen ist. Ich kann nur sagen, es war großartig, die ganze Praxis, der Arzt bestätigte unsere Vermutung. Gut, das Behandeln war nicht so schön, also für Niklas war es ok, für Mama schrecklich. Aber das Ganze hat 30 Sekunden gedauert. Dann sagte er mir, jetzt müssen sie ihm acht Wochen Zeit geben. In den nächsten Tagen ist uns zunächst aufgefallen, dass Niklas extrem ausgeglichen war. Er war durch nichts aus der Ruhe zu bringen. Kein einziger Trotzanfall. Dann, nach ein paar Tagen, konnte er plötzlich Laute wie /L/ und /R/, die er vorher nicht konnte. Die Kindergärtnerinnen sagten mir nach ein paar Wochen, dass sich seine Sprache doch sehr verbessert hätte. Und das, obwohl vier Wochen Pause in der Logopädie Behandlung waren. Nach vier Wochen waren wir dann auch wieder beim Kinderturnen. Die Turnlehrerin hat mich gefragt, ob ich ein anderes Kind mithätte. Er war kein bisschen ängstlich, machte alles mit und hatte sichtlich Spaß. Es war echt toll, so was zu hören. Seine Sprache ist noch lange nicht perfekt. Aber ich denke, wir sind auf dem richtigen Weg.

„Patrick" 7 Jahre

Unser Sohn wurde termingerecht normal geboren. Als Säugling schrie er viel. Entweder hielt er uns bis drei Uhr morgens wach oder er weckte uns bereits um halb vier morgens. Tagsüber schlief er kaum. Das ging so über neun Monate (bis er begann zu robben). Nach Aussage der Ärzte sollte ich mir keine Sorgen machen, das sei noch normal. Mit elf Monaten konnte er stehen, mit 12,5 Monaten laufen. Er war mobil, die Welt war wieder in Ordnung. Oft stieß er sich an Türzargen oder Möbelstücken, aber auch bei größeren Sachen weinte er nie. Er war halt „hart im Nehmen". Mit drei Jahren kam er in den Kindergarten. Er gewöhnte sich sofort in die Gruppe ein. Nicht ein einziges Mal weinte er uns nach. Er machte keine Anstalten zu malen, Stifte und Papier ignorierte er. Sollte er malen, dann weinte er. Bastelarbeiten führte er gerne aus. Im Alter von vier Jahren fand im Kindergarten eine Schulvoruntersuchung statt, bei der die Amtsärztin große Mängel im motorischen Bereich feststellte. Daraufhin verordnete die behandelnde Ärztin ihm Ergotherapie. Er erhielt 80 Therapieeinheiten. Die weiteren Vorsorgeuntersuchungen waren weiterhin unauffällig. Im Alter von 5 3/4 Jahren stürzte er beim Klettern von einem Hochbett ab. Er wurde vier Tage im Krankenhaus behandelt. Die CT-Untersuchung war ohne Befund, er hatte lediglich eine Gehirnerschütterung erlitten. Drei Monate später stand die Einschulungsuntersuchung an. Das Ergebnis war deprimierend. Die Schulärztin erklärte ihn nur bedingt für schulfähig. Sie vermutete eine ADHS-Erkrankung und empfahl eine medikamentöse Behandlung. Zusätzlich ordnete sie die Weiterführung der Ergotherapie, sowie dreimal je Woche Ausgleichssport an. Unsere Hausärztin untersuchte unseren Sohn daraufhin noch einmal eingehend. Da aber sowohl die Erzieherin im Kindergarten als auch die Ergotherapeutin kein Anzeichen auf ADHS erkennen konnten wurde zum Glück keine medikamentöse Behandlung eingeleitet. Etwa vier Monate nach dem Unfall hatte die zuständige Ergotherapeutin einen Verdacht auf Schiefstand der Wirbelsäule, da er die Schultern komisch hielt. Wir stellten unseren Sohn einem Orthopäden vor, der keine Auffälligkeiten feststellen konnte. Er meinte sogar, wir seien etwas hysterisch, unser Sohn sei mopsfidel. Mit 6 1/2 Jahren wurde er eingeschult. Er hatte große Konzentrationsprobleme. Schriftliche Arbeiten erledigte er nur mit größtem Widerwillen. Die Ergotherapie wurde mit dem Hinweis: „Das gibt sich jetzt" beendet. In der zweiten Klasse begann das Schreiben mit dem Füller. Die Schrift war katastrophal. Keine Feder hielt länger als eine Woche, danach war sie verbogen. Wir legten das Schreibheft unserer Hausärztin vor. Sofort verordnete sie weitere Ergotherapie. Nach drei Monaten wechselte die Therapeutin. Die neue Ergotherapeutin setzte sich mit der Klassenlehrerin unseres Sohnes in Verbindung. Beide unterstützten uns, damit ihm geholfen wurde. Nachdem einige Tests durchgeführt wurden, äußerte die Ergotherapeutin einen Verdacht auf Wirbelsäulenschiefstand. Um diesen Verdacht zu erhärten, sah sie sich ihn genauer an. Die Höhendifferenz der Schulter betrug ca. 2,5 cm, bei den Knöcheln war noch ca. 0,5 cm erkennbar. Vor genau sechs Monaten wurde unser Sohn bei einem Manualtherapeuten behandelt. Nach einer eingehenden Untersuchung wurden die Schiefstände „eingerenkt". Danach sollte ich darauf achten, dass er sich nicht verletzte, um den Behandlungserfolg nicht zu gefährden. Zwei Tage nach seiner Behandlung spielten wir mit ihm ein Gesellschaftsspiel. Dabei konnte er sich fünf Mal so lange konzentrieren. Auch in der Schule klappte es von Tag zu Tag besser. Nach zehn Wochen fand eine Kontrolluntersuchung statt. Sein Schriftbild hatte sich enorm verbessert und auch seine Zeichnung hatte deutlich „zugelegt". Mit ihm war alles in Ordnung. In der Schule holt er mit Siebenmeilenstiefeln seine Defizite auf. Die Noten verbesserten sich innerhalb des halben Jahres seit seiner Behandlung deutlich. Die notwendige Konzentration bringt er mühelos auf. Schriftliche Aufgaben werden innerhalb von vorgegebenen Zeiten zuverlässig erledigt. In Kürze benötigt er auch keine Ergotherapie mehr. Auch die Füllerfeder hat nun ein halbes Jahr überlebt (er benutzt sie auch weiter). Manchmal erkennen wir unser Kind nicht wieder. Mit dem Wissen von heute hätten wir unserem Sohn durch eine frühzeitige, richtige Behandlung viel Mühe ersparen können.

„Leif" 7 Jahre:

Pfarrers Kinder, Müllers Vieh ...!

Schwanger im Studium, kurz vor der ersten Lehramtsprüfung, das kann ja heiter werden. Die Phase der Übelkeit reichte mir eigentlich schon, doch sie ging nahtlos über in eine Schwangerschaftsvergiftung. Mit einem Blutdruck von 240 zu 160 wurden die letzten nötigen Scheine im laufenden Semester gemeistert. Eine Woche vor Semesterende schrieb die Frauenärztin die Einweisung ins Krankenhaus. Mit Blutdruckmitteln und Beruhigungstabletten vollgestopft wurde die Geburt eine Woche später, ca. zwei bis drei Wochen vor dem eigentlichen Termin, eingeleitet. Ein Männlein von 2150 Gramm und einer Länge von 46 Zentimetern erblickte gesund das Licht der Welt. Energisch schrie er schon in den ersten Tagen, so dass die Krankenschwestern ihn aus dem Kinderzimmer herausfahren mussten. Er war über mehrere Gänge hinweg zu hören. Dieses magere Würmchen durfte nach einer Woche mit einem Gewicht von 1800 Gramm nach Hause, nachdem der Kinderarzt sich von seinem zähen Wesen überzeugt hatte. Schon in den ersten Tagen zu Hause lehrte er uns, dass auch Säuglinge „dickköpfig, stur und zornig" sein können. Zu unterscheiden, was bedürftiges und was zorniges Geschrei war, dauerte einige Tage und für die Mitbewohner im Haus einige Wochen. Letztere mussten leider mit durch diese Zeit. In seinem ersten Lebensjahr lernte Leif zunächst, dass gewisse Maßnahmen, wie Windelwechseln und Baden sein mussten, ob er dem zustimmte oder nicht. Sein Widerstand war kräftezehrend und schweißtreibend. Seine Kräfte erschienen mir für seine Körpergröße kaum möglich. Es folgten relativ geregelte und ruhige Monate, sogar bis in die Kindergartenzeit hinein. Dank eines strukturierten und straffen Ablaufs im Kindergarten verlief diese Zeit im normalen Rahmen. Im letzten Kindergartenjahr wurde das Konzept geändert, man sprach vom „geöffneten" Kindergarten. Im Klartext hieß das, die Kinder entschieden, wann was gespielt oder gegessen wurde. Leif wurde mit dieser Maßnahme auffällig unruhig. Dazu gesellten sich sprachliche Probleme, die uns zunächst zum Logopäden führten. Aber insgesamt war auch diese Phase erträglich, wozu auch der gute Kontakt zu den Erzieherinnen beitrug. Die Katastrophe begann in der ersten Schulwoche. Dienstags im September wurde Leif eingeschult, freitags fragte er mich, ob er nun immer dahin müsse. Er quälte sich scheinbar in der Schule und mit den Hausaufgaben am Nachmittag ging das Elend weiter. Im Oktober suchte ich die Klassenlehrerin auf, die mich vertröstete. Am Tag vor Weihnachten bekam ich dann einen Gesprächstermin bei ihr. Hier teilte sie mir mit, dass sie nicht an Leif herankäme. Ich berichtete ihr davon, dass Leif einen ganz geregelten Alltag gewöhnt sei und klare konsequente Ansagen brauche. Eben den liebevollen Tritt in den Hintern. Zur Antwort bekam ich nur, dass sie nun mal extrem geduldig und inkonsequent sei. Daran musste sich Leif wohl gewöhnen. Einen Monat später war ich soweit, dass ich meinen Mann überzeugte, eine neurophysiologische Entwicklungsdiagnostik zu beantragen. Dies teilte ich der Klassenlehrerin mit. Reaktion von ihr: Man müsse jeden Strohhalm nutzen, der einem geboten würde. Bis der Antrag gestellt und der erste Termin feststand, dauerte es drei Monate. In dieser Zeit wurde Leifs schulischer Zustand immer schlimmer. Er wollte überhaupt nicht mehr zur Schule, die Hausaufgaben fertigte er widerwillig an (das Drama brauche ich wohl keiner Mutter mit einem schulpflichtigen Kind zu erzählen) und zum guten Schluss warf er in der Schule mit Stühlen um sich. (Besonders peinlich für den Sohn einer Lehrerin). Zur neurophysiologischen Entwicklungsdiagnose fuhren wir mit weichen Knien. Der Test ergab, dass Leif den Moro-Reflex noch nicht integriert hatte und der Asymmetrisch-Tonische-Nackenreflex (ATNR) noch vorherrschte. Beides wohl Ursachen für Zappeligkeit, Wahrnehmungsstörungen etc., alles Anzeichen wie bei einer ADHS. (Schnell wurde ich in der Schule auch darüber beraten, dass es für diese Fälle auch Medikamente gab!). Im Gespräch wurde schnell klar, dass Leif einen geregelten Alltag als Hilfestellung braucht und ständige Wechsel der Bezugspersonen für ihn kaum zu bewältigen sind. Dies war leider in seiner Klasse ein Problem, da die Klassenlehrerin zugleich Schulleiterin war und eine Referendarin in dieser Klasse ausgebildet wurde. Ein Erziehungshilfekind wurde von einem Zivildienstleistenden betreut, der natürlich alle neun Monate wechselte. Wir entschieden uns, Leif in die Parallelklasse versetzen zu lassen, in der ein strukturierterer Unterricht mit weniger Personenwechsel gegeben war. Die neurophysiologische Entwicklungstherapie zogen mein Mann und ich konsequent durch. Es stellte sich nach wenigen Monaten mit entsprechenden Übungen eine deutliche Verbesserung der Verhaltensweisen und Bewegungsmuster von Leif ein. Ist er vorher ungern auf eine Schaukel gegangen, so konnte er nachher mit Freude Karussell fahren, etc. Doch er schien noch weitere Blockaden zu haben. Mit dem Therapeuten beriet ich weiteres Vorgehen. Er drückte mir das Handbuch KISS KIDDs in die Hand. Mit jeder gelesenen Seite wurde mir klarer, dass hier weiterer Handlungsbedarf bei meinem Sohn vorlag. So vereinbarte ich einen Termin in der Praxis eines Manualmediziners und machte mich zum genannten Termin mit meinem Mann und meinem Sohn auf den Weg. Während der Behandlung knackte es bei meinem Sohn mächtig und es schien ihm auch etwas wehzutun, aber er überspielte es mit Lachen. In der Ungewissheit, ob sich diese Behandlung bei Leif wirklich gelohnt hatte, machten wir uns auf den 1 1/2 stündigen Heimweg. Die Erstverschlimmerung, von der der Arzt sprach, trat bilderbuchgemäß ein. Doch einen Erfolg konnten wir direkt verbuchen: Leif nässte nachts nicht mehr ein. Nach den ersten Wochen merkten wir weitere positive Veränderungen in Leifs Verhaltensweisen. Zur Nachuntersuchung fuhren wir zwölf Wochen später und waren begeistert. Leif war seitdem ausgeglichen, fröhlich und nur noch halb so wuselig wie vorher. Danach erlebten wir zweimal, dass der Halswirbel „ausgerenkt" war. Dies kündigte sich immer wieder durch sehr negatives Verhalten an und endete mit dem nächtlichen Einnässen. Ein eindeutiges Zeichen, wieder einen Termin zu vereinbaren. Jedesmal bewahrheitete sich der Verdacht, dass der Halswirbel blockiert war. Nach dem jeweiligen „Renken" waren die beschriebenen Probleme wie weggeblasen. Natürlich bleibt unser Leif ein Kind mit ausgeprägtem Bewegungsdrang – der uns als Eltern aber eher gut tut! In meiner Arbeit als Lehrerin konnte ich von meinem eigenen Sohn sehr viel lernen. Die Kinder, die täglich vor mir sitzen und ähnliche Probleme haben, bekommen mehr Verständnis entgegengebracht. Den Eltern unterstellt man nach solchen Erfahrungen keine mangelhafte Erziehung und kann beratend zur Seite stehen.

Anti-Gewalt-Training

Wir sind eigentlich eine ganz normale Familie: Vater, Mutter und zwei Söhne. Wir versuchen unsere Kinder unserer Meinung nach gut zu erziehen und sie zu starken, selbstbewussten Menschen zu machen. Natürlich haben wir mit ihnen auch unsere kleineren oder größeren Sorgen.

Unser großer Sohn läuft mit beiden Füßen nach innen, so dass ich den Arzt meines jüngeren Sohnes – wir waren wegen seiner Kopfschmerzen bei ihm – fragte, ob ich ihn auch mal bei ihm vorstellen könnte. Nun, gesagt, getan. Wie auch schon unser Orthopäde, sagte der Arzt uns, dass die Fehlstellung der Füße von der Fehlstellung der Hüfte käme und diese sich mit der Zeit bessern würde.

Diese Fehlstellung, das nach innen Laufen mit den Füßen, war zwar nicht so stark, dass er über seine eigenen Füße stolperte, aber es gab immer wieder Anlass zu Hänseleien und sogar Schlägereien in der Schule. Die Schlägereien wurden teilweise auch von unserem Sohn angefangen, weil er sich nicht anders zu wehren wusste. In der ersten Klasse bekamen wir keine Hilfe von der Klassenlehrerin. Auch die Direktorin der Schule wusste leider keinen Rat mehr. Es gab zwar eine Streitschlichtung an der Schule, aber diese bewirkte bei den Kindern gar nichts, obwohl hier mit ihnen geredet und eine Art Friedensvertrag abgeschlossen wurde. Sobald die Kinder außer Sichtweite der Lehrer waren, ging es wieder von vorne los. Ab der zweiten Klasse bekam unser Sohn eine neue Klassenlehrerin, die die Raufereien etwas eindämmen konnte, aber nur in den Unterrichtsstunden. In der Pause sollte sich unser Sohn immer im Blickwinkel des beaufsichtigenden Lehrers aufhalten, um so von Raufereien verschont zu bleiben. Dies gelang natürlich nicht immer, da sich einige Lehrer nicht darum kümmerten. Ich werfe ihnen auch nichts vor, da sie ja nicht nur für unseren Sohn in der Pause zuständig waren.

Auf dem Weg zur Schule bzw. nach Hause wurde unser Sohn immer wieder von den gleichen Jungen angegriffen. Er wurde geschubst, getreten und als er schon längst auf dem Boden lag, wurde sogar noch auf ihn gesprungen. Sogar mit Steinen wurde er beworfen. Das ging soweit, dass ich ihn sogar noch in der zweiten Klasse zur Schule brachte oder abholte, was natürlich auch nicht förderlich war. Sogar während der Pausen war ich heimlich in der Schule, um zu schauen, ob er in Ruhe gelassen wurde oder nicht. Mit den Eltern der Schüler, die unseren Sohn hänselten oder/und schlugen, habe ich gesprochen. Ich konnte leider nichts erreichen. Ich bekam Antworten wie: „Dann muss sich unser Sohn von eurem Sohn halt eben fernhalten!" Ich dachte: „Na Super!" So war ich froh, als es auf die weiterführende Schule ging, in der Hoffnung, hier Ruhe zu haben.

Aber es sollte wieder alles anders kommen. In der neuen Klasse war aber ein Junge, der unseren Sohn gar nicht kannte, da er von einer anderen Schule kam. Er merkte aber sofort, dass unser Sohn auch aggressiv reagierte, wenn man ihn auf seine Füße ansprach. Er ärgerte und hänselte unseren Sohn, das Spiel begann von vorne. Auch hier konnte ich bei einem Gespräch mit seinen Eltern nichts bewirken. Sie waren der Meinung, dass ein gemeinsames Gespräch keinen Sinn hätte.

Beim ersten Elternsprechtag an der neuen Schule habe ich mit beiden Klassenlehrern gesprochen (unser Sohn hat einen Klassenlehrer und eine Klassenlehrerin) und unser Leid geklagt. Beide Klassenlehrer versicherten mir, etwas zu tun. Es gab beim Klassenlehrer ein Fach, das hieß Organisationslehre. Hier wurde zwar über die Raufereien gesprochen, eine Lösung gab es aber nicht wirklich, d.h., es geschah erst mal nichts weiter. Die Hänseleien gingen weiter und unser Sohn wurde immer aggressiver, er schlug jetzt auch mal zu. Nach einer Weile kam ein Brief von der Schule: Beide Kinder sollten von den Eltern abgeholt werden, wenn noch einmal eine Schlägerei vorkäme. Die nächste Schlägerei ließ nicht lange auf sich warten ...

Der zweite Elternsprechtag kam und ich sprach noch einmal mit beiden Klassenlehrern. Dass die Eltern des anderen Jungen es vollständig ablehnten irgendetwas dazu zu tun, damit endlich Ruhe einkehrt, konnten wir nicht verstehen und das machten wir deutlich.

Kurz darauf wurde mit Genehmigung des Direktors an vier Stunden im Sportunterricht, sowie an zwei Nachmittagen ein Anti-Gewalt-Training angesetzt. Und kein anderer hat es geleitet als der Klassenlehrer, der ausgebildeter Anti-Gewalt-Trainer ist. An einem Nachmittag ist ein Anti-Gewalt-Trainer von außerhalb dazu gekommen, was gut war, da er kein einziges Kind kannte und somit sich in die Klassensituation einarbeiten musste.

Auch in dem Fach Organisationslehre wurden weitere Gespräche geführt, nach Lösungen gesucht und immer wieder Rollenspiele gespielt, alle Kinder mussten sich gegenseitig helfen und unterstützen. Somit wurden die Kinder in eine unangenehme Situation gebracht. Sie erfuhren wie es sich anfühlt, bzw. wie man sich zu verhalten hat, um aus dieser Situation heraus zu kommen. Der Klasse ist klargemacht worden, dass sie eine Gemeinschaft ist und sich jederzeit gegenseitig helfen müssten und sollten. Es sind danach noch ein paar Kleinigkeiten gewesen. Es wurde aber sofort darüber gesprochen. Unser Sohn ist jetzt vollständig in die Klasse integriert und hat einige neue Freunde gefunden. Es ist Ruhe eingekehrt und das ist wichtig. Unser Sohn fühlt sich jetzt verstanden und akzeptiert in der Klasse. Er weiß, sollte noch mal etwas sein, kann er sich immer wieder an seinen Klassenlehrer wenden.

Wir finden, es sollte immer durch einen Anti-Gewalt-Trainer versucht werden, nach gemeinsamen Lösungen zu suchen. Auch sollten meiner Meinung nach vielmehr Lehrer hierfür ausgebildet werden. (Wenn ein Anti-Gewalt-Trainer von außerhalb geholt werden muss, dann sollte es auch angemessen bezahlt werden) - Ich denke es lohnt sich. Ich heiße es jederzeit für gut.

Bei uns ist endlich Ruhe eingekehrt !!!

„Max"

Die ersten Monate nach der Geburt waren eine emotionale, körperliche und psychische Grenzerfahrung für mich, meinen Mann und unseren Sohn. Max erblickte nach einer schwierigen Geburt im Januar 2011 das Licht der Welt – mit einem riesigen Geburtshämatom am linken Hinterkopf – aber gesund.
Er wirkte dennoch immer wie „noch nicht angekommen" auf uns, denn er sah immer „verfroren" aus und weigerte sich konsequent die Augen aufzumachen. Er lag mit geballten Fäustchen und „Denkerstirn" in seinem Bettchen. Doch man versicherte uns, es wäre warm genug für ihn, denn er war ja im Nacken stets warm und Säuglinge hätten häufig kalte Hände. Somit trauten wir uns nicht, ihn mit mehr zuzudecken, denn schließlich wollten wir ja keinen plötzlichen Kindstod durch Überhitzung provozieren. Erst unsere Beleghebamme gab uns den Mut, Max schon im Krankenhaus dicker „einzupacken" und zu pucken – und unser Sohn genoss es sichtlich, doch die ständige Angst ihn zu überhitzen blieb.
Max' linkes Auge begann zu tränen und verklebte – man sagte uns, es läge vermutlich am noch verschlossenen Tränenkanal. Wenn sich dieser nicht von selbst öffnen würde, dann müsste man ihn unter Vollnarkose durchstechen. Nun aber: Abwarten und mit Kochsalzlösung reinigen.
Kurz darauf erwischte Max die Gelbsucht und unser Krankenhausaufenthalt verlängerte sich um eine Woche. Er war sehr schläfrig und verbrachte zwei Tage im „Solarium" - währenddessen versuchte ich verzweifelt meine Erkältung, mit der ich in die Geburt gegangen war, loszuwerden, um auf keinen Fall unseren Sohn anzustecken.

Endlich konnten wir nach Hause, mussten aber zur täglichen Kontrolle in die Klinik, da der Hb-Wert nicht konstant war. Letztendlich entschieden wir uns, die Kontrolle vertrauensvoll in die Hände unserer Hebamme zu legen, da wir endlich zuhause ankommen wollten.

Neben der Gelbsucht beunruhigte uns das ständige „Schnarchen", was unser Sohn von sich gab und nach dem ersten verzweifelten Ringen von Max nach Luft, als er nachts schreien wollte, aber vor „Schleim" nicht konnte, hatten wir schlaflose Nächte und hielten abwechselnd Wache, aus Angst unser Kind könnte ersticken. Außerdem blieb weiterhin das Problem der Temperatur – eiskaltes Kind aber warmer Nacken, was zu nächtlichen Diskussionen über den Einsatz von Kleidung und Decken führte. Arztbesuche bezüglich des „Schnarchens" brachten uns nicht weiter – leichter Infekt, Anpassungsschwierigkeiten, ganz normal, Milch, evtl. Reaktion auf unsere Haustiere.....also gingen wir meist mit Kochsalzlösung, „Notfallnasenspray" und Globuli nach Hause und hielten weiter Wache. Unsere Kinderapotheke begann zu wachsen...

Zu diesem Zeitpunkt stillte ich noch tapfer, doch ich hatte ständig das Gefühl, dass Max nicht genug bekommt und bemerkte auch, dass er an meiner rechten Brust stets deutlich länger trank als an der linken. Stillte ich ihn links im Fußballer-Griff, so klappte es besser. Krankenschwestern und Hebammen beruhigten uns, dass viele Frauen eine bessere und eine schlechtere Brust hätten. Max nahm infolge seiner „Pflichtgramme" auch tatsächlich zu, doch wenn wir heute die Fotos sehen aus dieser Zeit erschrecken wir jedes Mal, wie abgemagert er aussah.

Als die Gelbsucht nach und nach abklang, wurde Max „aktiver" - er schrie sehr oft, entwickelte einen ständigen Blähbauch und hatte massive Schlafprobleme. Nachts schaffte er zeitweise eine oder zwei Stunden am Stück in seinem Bettchen, tagsüber war daran nicht zu denken. Er war nur auf dem Arm, im Auto oder im Kinderwagen in den Schlaf zu bringen. Sobald man ihn ablegte oder anhielt war er sofort oder nach spätestens zehn Minuten wieder wach und begann zu schreien. Pucken und Tragehilfen tolerierte er nur zeitweise. Unsere Rekordzeit lag bei 48 Stunden Wachphase – für Max und somit auch für uns.

Es gab Tage, da hatte ich unseren Sohn jede halbe Stunde an der Brust. Da das die einzige Möglichkeit zur Beruhigung war und Max auch stets kräftig saugte, lag der Verdacht des Hungers nah. An einem solchen Tag entschied ich völlig entkräftet und psychisch am Rande eines Nervenzusammenbruchs mit meinem Mann, der ebenfalls mit seinen Kräften am Ende war, mit der Flasche zu zu füttern, um wenigstens der Sorge um Max' Sättigung ein Ende zu bereiten und mich zu entlasten. Zunächst dankte uns Max diese Entscheidung mit einem verlängerten Tagesschlaf, doch dieser Erfolg hielt nicht lange. Zwischenzeitliche Besuche in der Notfallambulanz blieben für uns ohne hilfreiche Erkenntnis – die „Drei-Monats-Koliken" wurden als der Übeltäter auserkoren. Manchmal war es auch die mal wieder aufgetretene Bindehautentzündung mit der Empfehlung zur OP. Unsere Hebamme stand der Situation – trotz langjähriger Berufserfahrung - genauso hilflos gegenüber wie wir. Es folgte eine Behandlung unserer Kinderärztin mit Darmbakterien, SabSimplex und eine Nahrungsumstellung, die uns vom Regen in die Traufe brachte. Die von der Hebamme empfohlenen Kinderzäpfchen verschafften zumindest kurzfristige Linderung, machten aber einen wunden Po.

Es gab Ratschläge wie: „Ihr müsst den auch mal schreien lassen" oder „Du kannst den doch nicht die ganze Zeit rumschleppen, der wird ja verwöhnt und du kriegst im Haushalt nichts mehr getan", welche ebenso wenig hilfreich für unsere Situation waren, wie diverse Programme zum Schlaftraining. Wir standen gemeinsam und aus voller Überzeugung dazu, dass wir unser Kind nicht in seiner Not sich selbst überlassen. Wir wussten nicht, wie wir ihm helfen konnten, doch wir wussten eines ganz sicher: Wir waren und werden immer für ihn da sein und ihn dies spüren lassen!!! Für uns war klar, dass unser drei Monate alter Sohn uns nicht vorsätzlich terrorisieren wollte, sondern wir spürten, dass etwas nicht stimmte, doch wir konnten es nicht greifen. Dennoch waren Selbstzweifel und Verzweiflung unsere ständigen Begleiter und der Wunsch nach einem zweiten Kind wurde immer kleiner – dabei war (und ist) Max unser herbeigesehntes Wunschkind und er sollte nicht alleine bleiben.

Schon kurz nach der Geburt hatten wir für Max einen Termin bei unserem Osteopathen gemacht, denn aufgrund der schwierigen Geburt und dem Geburtshämatom wollten wir ausschließen, dass er sich Blockaden zugezogen hatte. Ich kannte aus meiner Arbeit als Ergotherapeutin KISS/KIDD-Symptome bei älteren Kindern, doch ich brachte unsere Situation zu diesem Zeitpunkt noch nicht wirklich in Zusammenhang mit KISS. Still-Schwierigkeiten, Blähungen, Bindehautentzündungen, „Schnarchen", Selbstzweifel, Angst, Hilflosigkeit, Schlafentzug, körperliche Entkräftung...wir stolperten von einem Problem ins andere – da war der Wald vor lauter Bäumen verschwunden.

Unser Sohn entwickelte trotz aller Widrigkeiten zunehmend motorische Fähigkeiten und von diesem Zeitpunkt an kam Licht ins Dunkel – jedenfalls für uns. Es wurde immer deutlicher, wie steif er häufig war und unter welcher Spannung er stand – ein seitliches Drehen auf dem Wickeltisch gestaltete sich abenteuerlich und beim Tragen bog er sich nach hinten weg. In unseren Arm einkuscheln konnte er sich nur beim Schlafen unter völliger Entspannung – ansonsten „ruderte" er ständig hektisch mit Armen und Beinen. Außerdem tolerierte er die Bauchlage zunehmend weniger und schien mit der Nase am Boden festzukleben. Die nächste „U" stand an. Wir für unseren Teil waren bereits sicher, mit dem Besuch beim Osteopathen auf den richtigen Weg zu gelangen, doch wollten wir auch noch mal mit unserer damaligen Kinderärztin die Situation besprechen. Kurze Auszüge aus dem Gespräch wie „Schlafbedürfnisse sind unterschiedlich – manche brauchen zum Frühstück einen Toast, andere fünf Brötchen" oder „wenn das was an der Halswirbelsäule wäre, würde ich das jetzt sehen" machen vielleicht nachvollziehbar, warum das unser letzter Besuch dort war.

Der sehnsüchtig erwartete Termin beim Osteopathen war endlich da und inzwischen hatten sich bei Max auch sehr deutliche Symptome wie eine enorme Mundschiefe bei Kopfdrehung und Vermeidung der Kopfdrehung nach rechts ausgebildet. Die erste Behandlung zeigte leider nur einen kurzzeitigen Erfolg, dafür eine beeindruckende Reaktionsphase – bisher dachten wir es wäre schon schlimm gewesen. Ein „Notanruf" verschaffte uns kurzfristig einen zweiten Termin – doch trotz erfolgreichen Überlebens der Reaktionsphase zeigte sich keine langfristige Verbesserung. Im Gegenteil: Es schien, als ob sich nun das KISS in seiner Reinform mit allen Konsequenzen zeigen würde. Dennoch waren diese Termine nicht umsonst, denn wir durften kurzzeitig erleben, wie unser Sohn „wirklich" ist – nämlich fröhlich und neugierig, mit riesigen strahlenden Augen – und wir hatten einen Ansatz gefunden. Nachdem Max nach der zweiten Behandlung wieder in sein altes Muster zurückfiel war es umso schwerer für uns, es auszuhalten, denn nun wussten wir, wie er wirklich ist und was er für Möglichkeiten hätte, wenn er so könnte wie er wollte und schmerzfrei wäre.

Nachdem wir in dem KISS/KIDDs Buch und im Internet uns noch mal intensiv mit den Symptomen im Säuglingsalter beschäftigt hatten, setzte sich das Puzzle ziemlich schnell zusammen. Die Still-Schwierigkeiten, die Hitze im Nackenbereich, die Schlafprobleme, das häufige Schreien, die Blähungen, das ständige Schnarchen, die Bindehautentzündungen, die motorische Unruhe und natürlich zu guter Letzt die entstandenen Asymmetrien und Überstreckungstendenzen.

Uns wurde klar, dass wir für Max diesen Zustand so schnell wie möglich langfristig ändern wollten und müssten und eine osteopathische Behandlung aus unserer Sicht nicht ausreichend wäre für Max. Außerdem wollten wir diesbezüglich Klarheit durch einen Spezialisten. Ich hatte bereits im Rahmen meiner Arbeit einige Kinder zur Abklärung in eine manualmedizinische Praxis geschickt und durfte erleben, was eine Behandlung für die Entwicklung der Kinder bedeuten kann. Einen Anruf später hatten wir einen Termin und wir zählten die Tage und

Stunden bis dahin und versuchten nicht völlig zu verzweifeln und Max weiterhin die liebevollen und geduldigen Eltern zu sein - und unseren Umzug in unser eigenes Heim zu organisieren.

Im April 2011 hatten wir unseren Termin. Max war inzwischen drei Monate und wir um gefühlte 100 Jahre gealtert. Unser Familienleben bestand aus dem Versuch unsere Grundbedürfnisse (und nicht zuletzt die unseres Hundes) zu befriedigen (was häufig genug scheiterte) um Max gerecht zu werden. Dank großartiger Freunde blieb uns die soziale Isolation erspart.

Von unserem Gespräch mit dem Arzt sind uns vor allem folgende Worte im Kopf geblieben: „Ich weiß, was sie durchgemacht haben – ich habe Ihr Kind in den Händen..."

Endlich angekommen!

Bei Max wurde nach entsprechender Diagnostik ein KISS II festgestellt und manualtherapeutisch behandelt. Die Behandlung anzusehen war – sagen wir – nichts für zarte Gemüter. Es knackte einige Male recht ordentlich und Max schrie wie am Spieß. Dennoch hatten wir nie Angst um ihn, denn die Atmosphäre während der Behandlung war warmherzig und gleichzeitig zeugte die Geschwindigkeit und Souveränität der Handgriffe von Erfahrung und Professionalität.

Nachdem Max sich wieder auf meinem Arm beruhigt hatte und die letzten Fragen geklärt waren galt es, unseren Sohn wieder anzuziehen. Wir erwarteten großes Protestgeschrei nach dem soeben Erlebten, aber er tat etwas, was er zuvor nur einmal kurz getan hatte und uns fast zu Tränen rührte: Er lächelte uns an! Es gab Momente wo wir uns gefragt haben, ob unser Kind jemals lachen können wird. Und nun lag unser Sohn völlig entspannt da und strahlte aus tiefstem Herzen – einfach so.

Die Rückfahrt war eine Fahrt zurück ins Leben.

Da wir bereits Reaktionsphasen hinter uns hatten erwarteten wir das Schlimmste, doch es traf uns weit weniger hart – vielleicht waren wir auch nur berauscht durch Max' Lachen.

Nach einigen Tagen traute ich mich, Max probeweise auf den Bauch zu legen und war überglücklich, als er ein wenig den Kopf heben konnte. Von da an legten wir ihn häufiger auf den Bauch und Max' Ehrgeiz war geweckt. Unser erster Besuch der PEKIP-Gruppe brachte den Durchbruch – fasziniert von den anderen Kindern stützte sich unser Sohn fast die ganze Stunde auf seine Unterarme und blickte umher.

Von nun an war Einfallsreichtum gefragt, um ihm seine rechte Seite schmackhaft zu machen und genug „Kinoprogramm" in Bauchlage zu bieten – unser ausgebildeter Therapiebegleithund Gismo war dabei zuweilen sehr hilfreich und dankbar wieder „arbeiten" zu dürfen. Wir konnten zusehen, wie Max langsam aber sicher ins Leben fand und seinen ersten Lachanfall beim Toben hatte – ein unbeschreibliches Gefühl für Eltern. Fast ebenso unbeschreiblich war das Gefühl, als Max nach kurzer Zeit begann, die Nächte durchzuschlafen. Und wir auch, denn das „Schnarchen" reduzierte sich auf ein Minimum und scheint Max nicht zu beeinträchtigen, ebenso wie die nur noch selten verstopfte Nase. Auch blieben wir bisher von weiteren Bindehautentzündungen verschont und der Blähbauch verschwand zusehends. Unsere Kinderapotheke begann wieder zu schrumpfen...

Auch wenn sich vieles positiv entwickelte, so ist Max noch immer ein Kind mit besonderen Bedürfnissen und verlangt eine gute Beobachtungsgabe. Schnell stellte sich heraus, dass Max vor lauter Entdeckungs- und Spieldrang rasch mit all den neuen Eindrücken und sich selbst überfordert ist und häufige „ Auszeiten" braucht, denn selbstständig schafft er es bis heute nicht, in den Schlaf zu finden oder sich selbst zu beruhigen. Er braucht unsere Begleitung (auf dem Arm wiegen, Spazierfahrten etc.). Nach kurzem Protest schläft er dann auch meist ein und schlummert selig weiter – auch wenn man ihn länger als zehn Minuten ablegt.

Er ist sehr ehrgeizig und clever, was häufig zu „Motzen" führt, weil etwas nicht so schnell und so gut klappt, wie er sich das vorgestellt hat – Frustrationstoleranz will gelernt sein. Trotzdem sind wir stets bemüht, ihm Erfolgserlebnisse zu verschaffen, damit er den Spaß am Üben nicht verliert und seinen Weg machen kann. Wir haben Hochachtung vor unserem Sohn, der einiges durchgemacht hat und sich nun tapfer und unerschrocken ins Leben kämpft, auch wenn es ihm sichtbar mehr Mühe bereitet, neue Bewegungsabläufe zu erlernen als Kindern ohne KISS-Vorgeschichte.

Hier und da melden sich immer wieder altbekannte Muster zurück und wollen neu überschrieben werden – daher waren wir erleichtert, dass unser Kontrolltermin nach acht Wochen ergab, dass keine funktionellen Störungen mehr vorliegen und wir erst mit drei Jahren wieder vorstellig werden sollten. Wir versuchen entspannt in die Zukunft zu schauen, doch trotz aller Erfolgserlebnisse und dem Wissen, dass er Zeit braucht, bleibt auch ein bisschen Angst – die elterliche Angst, Hürden der Entwicklung nicht zu schaffen. Aber wir lernen jeden Tag ein bisschen mehr zu vertrauen...

Inzwischen haben wir eine für uns kompetente Kinderärztin gefunden, die uns angemessen begleitet und feiern den Tag der ersten Behandlung durch den Arzt als kleinen zweiten Geburtstag von Max – und unserer Familie, die wieder Zuwachs bekommen soll.

Bevor ich diesen Bericht schließe, möchten wir noch all den Eltern Mut machen, die in ähnlichen Situationen stecken oder gesteckt haben wie wir. Lassen Sie sich nicht von Ratschlägen verunsichern oder von der Gesellschaft vorschreiben, was ihr Kind braucht oder Sie als Eltern schaffen müssen (Haushalt, Karriere...). Die eigenen Ansprüche sind meist hoch genug.

Vertrauen Sie sich und Ihrem elterlichen Instinkt – Liebe und Geborgenheit hat unserer Meinung nach noch keinem Kind geschadet. Hier zitieren wir stets gerne unsere Hebamme Elfriede: „Da wo sich das dreckige Geschirr stapelt, da gedeihen die Kinder am besten!" Wann Zeit ist für „Erziehung" wird Ihnen Ihr Kind früh genug zeigen ...

13. Epilog

Im Duden findet man unter dem Stichwort Geburt: – Entstehung –Abstammung – Herkunft – Leibesfrucht – Erzeugnis. Sicher sind all' diese Begriffe zutreffend, doch irgendwie auch nicht. Manche Babys würden vielleicht Licht ergänzen oder streicheln oder vielleicht auch kämpfen. Sicher, eine höchst unvollkommene Liste.

Wie viele Ungeborene schon in der Gebärmutter mit verschiedensten Widrigkeiten wie zu wenig Fruchtwasser, Platzmangel und Fehllagen zu kämpfen haben, lässt sich eventuell noch durch Ultraschalluntersuchungen belegen. Schwieriger wird es, alle „Klippen" und Gefahren unter der Geburt zu beschreiben.

Das KISS Konzept macht auf Belastungen der oberen Halswirbelsäule aufmerksam, in deren Folge sich die Muskulatur am Hals (aber nicht nur diese) verspannt und zu einer „Schonung" der betroffenen Region führt. Solche Reaktionen treten vermutlich häufiger auf als allgemein angenommen und verschwinden oft innerhalb weniger Tage nach der Geburt. Nun kann jedoch die eigentlich sinnvolle Schutzreaktion für die obere Halswirbelsäule ihre ursprüngliche, kurzzeitige Funktion verlieren ohne sich zurückzubilden.

Die Folge sind Anpassungsreaktionen des kindlichen Organismus, die deutlich über Symptome des Bewegungsapparates hinausgehen können und ähnliche Auffälligkeiten hervorrufen. Dabei unterscheiden wir zwei Grundmuster, KISS I und KISS II.

Je nach Ausprägung der Symptomatik, vererbter Individualität und späterer (ausgleichender) Förderung können die Auswirkungen bis hin ins Vorschul- und Schulalter beobachtet werden.

Da sich in diesem Altersabschnitt gänzlich andere Konsequenzen ergeben, wurde hier der Begriff KIDD gewählt.

Eine Begriffserläuterung zum Stichwort „Geburt" fand sich im letzten Absatz: „prägend" ...

„Schon ich allein bin in meinem Leben hunderterlei Wahrheiten begegnet. Ihre Anzahl ist unendlich groß. Erst wenn wir allesamt getroffen haben, haben wir vielleicht die Wahrheit gefunden. Aber der Weg dahin ist grenzenlos weit."

A. Nexö; Erinnerungen

14. Worterklärungen

Adaptation: hier Anpassung an Außenbedingungen

alternierend: wechselseitig

Ataxie: Störung des Bewegungsflusses bei Erkrankung des zentralen Nervensystems

assoziiert: hier verknüpft, begleitend

ATNR: asymmetrisch tonischer Nackenreflex

Blockierung: behandelbare Funktionsstörung von Gelenken

Chirotherapie: v. χειρ- [cheir-] (griech.) die Hand, Handgriffbehandlung

Dekompensation: Ausgleichsverlust

Dysgnosie: fehlerhafte Erkenntnis, med. Störung im Gedächtnis der Systemwahrnehmung

Dyspraxie: Ungeschicklichkeit

Extremitätenvorlage: beim Geburtsvorgang Vorliegen einer Hand

Extremitätenvorfall: beim Geburtsvorgang Vorfallen einer Hand/Arms in den Geburtskanal

genetisch: vererbt

Grenzsteine: grenzwertig akzeptable Kindesentwicklung

Headbanging: mit dem Kopf schlagen

Hüftdysplasie: Fehlentwicklung der Hüfte

hyperton: hier erhöhte Grundspannung der Muskulatur

hypoton: hier verminderte Grundspannung der Muskulatur

INPP: Institut für Neuro-Physiologische Psychologie

integriert: hier eingefügt, eingebettet

intrauterin: in der Gebärmutter gelegen

Kinästhesie: Bewegungssinn

Kompensation: hier Ausgleich durch Körperfunktionen

Koordination: hier Zusammenspiel von Bewegungen

kompensieren: ausgleichen

kristellern: wehensynchrones Drücken auf den Bauch von Gebärenden

linkskonvex: umgekehrte „C"-Haltung, Krümmung der Wirbelsäule nach links

Logopädie: Sprach- und Sprechtherapie im weitesten Sinne

Neuroplastizität: Anpassungsreaktion des Nervensystems

manuell: v. manus (latein.) die Hand, Handgriffbehandlung

Meilenstein: durchschnittliche Kindesentwicklung

Mororeflex: frühkindlicher Schreckreflex (bis 4.(6.) Lebensmonat normal)

Motorik: Bewegung

Muskeltonus: Spannungszustand der Muskulatur

orofaziale Muskelhypotonie: verminderte Grundspannung der Mund- und Kiefermuskulatur

Pädaudiologie: Wissenschaft von Störungen des kindlichen Hörens und der auditiven Wahrnehmung, der Verarbeitung von Gehörtem

PäPKi: Pädagogische Praxis für Kindesentwicklung

Paraspastik: hier unvollständige Lähmung der Beine mit Spastik

PEKIP: Prager Eltern Kind Programm (Beratungs-, Begegnungs- und Lernstätte)

physiologisch: hier normal

Plastizität: Formbarkeit

Porutschen: sich im Sitzen fortbewegen

Pseudo-ATNR: Fechterhaltung, dem ATNR ähnlich

Primitivreflexe: frühkindliche Reflexe

Pucken: Einwickeltechnik für Babys

radiologisch: röntgenologisch

rechtskonvex: „C"-Haltung, Biegung der Wirbelsäule nach rechts

Sektio (caesarea): hier Kaiserschnitt

sensomotorische Integration: Aufnahme, Verarbeitung und Beantwortung von Reizen

Sensorik: Aufnahme und Weiterleitung von Sinneseindrücken

SI-Mototherapie: Sensorisch-integrative Motodiagnostik- und therapie

Spastik: krankhafte Erhöhung des Muskeltonus

Spiegelneurone: Nervenknoten für die Nachahmung

spinal: hier wirbelsäulenbezogen

Sternohämatom: Einblutung in den Kopfnickermuskel

Sternokleidomastoideus: Kopfnickermuskel

Tonus: hier Muskelspannung

vaginale Handgriffe: geburtshilfliche Handgriffe am und im Geburtskanal

vegetativ: unwillkürliche Regulation

vertebragen: wirbelsäulenbedingt

Vertikale: Senkrechte

Vertikalisation: hier Aufrichtung in den Stand

Waltezeit: Zeitspanne für normalerweise bestehende frühkindliche Reflexe

Wunschsektio: Kaiserschnitt auf Wunsch der Mutter/Eltern

15. Literatur

Heiner Biedermann: KISS-Kinder. Thieme Verlag, Stuttgart 2007

Für Therapeuten und Ärzte:

Heiner Biedermann: Manuelle Therapie bei Kindern. Urban & Fischer bei Elsevier, 2006

Robby Sacher: Angeborene Fremdreflexe – Haltung und Verhalten früh regulieren. Elsevier 2012

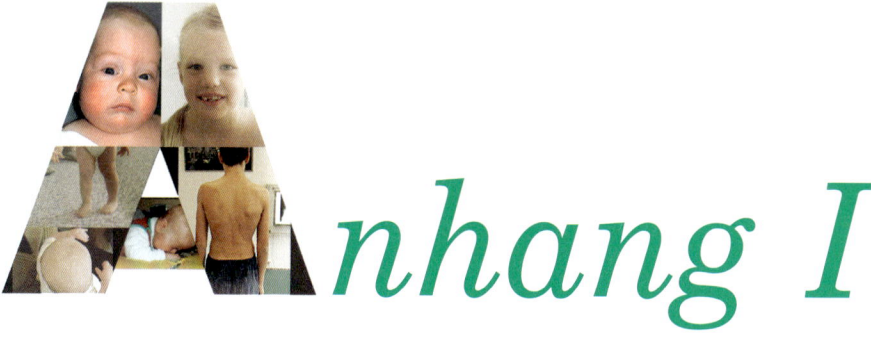

nhang I

Überblick über die normale und abweichende Säuglings- und Kleinkindentwicklung

Wie schon in den ersten Kapiteln zu lesen war erfolgt die Beurteilung der Säuglings- und Kleinkindentwicklung nach dem Meilenstein- und Grenzsteinprinzip. Für Eltern sind diese Etappen jedoch nicht immer leicht überschaubar. Sie dienen vordergründig Ärzten und anderen Therapeuten wie KrankengymnastInnen als Richtlinie für die durchschnittliche bzw. grenzwertig akzeptable (kurzfristige Kontrolle evt. Diagnostik/Therapie) Beurteilung des Entwicklungsstandes und sind weiter hinten aufgeführt (Tabellen).

Dennoch ist es für Ihren Kinderarzt fast unmöglich, die große Zahl und vielfältigen Varianten von Entwicklungsstörungen im Rahmen der Vorsorgeuntersuchungen zu erfassen. Niemand beobachtet ein Kind aufmerksamer, intensiver und länger als seine Eltern und hier insbesondere seine Mutter. In den nun folgenden Tabellen sind einfache und überschaubare Hinweise aufgelistet, die darüber Auskunft geben, wann eine Mutter auf einen Entwicklungsverlauf aufmerksam werden und mit ihrer Tochter oder ihrem Sohn eine entsprechende Kontrolle/Beratung beim Arzt ihres Vertrauens einholen sollte (Signalschema s. Tabellen). Dabei ist nicht gesagt, ob sich dahinter eine Entwicklungsverzögerung versteckt oder eine Variante der Kindesentwicklung vorliegt. Der Kinderarzt hat verschiedene Möglichkeiten die Verhaltensweisen Ihres Kindes zu analysieren, Sie zu beruhigen, fördernde Ratschläge zu erteilen oder eine weitere Abklärung/Behandlung einzuleiten.

Grenzsteine der Kindesentwicklung

Hier werden altersabhängige Entwicklungsziele bezüglich der Körpermotorik, der Hand- und Fingermotorik, des Spracherwerbs, der kognitiven Entwicklung sowie der sozialen und emotionalen Kompetenz von Kindern (0-5 Jahre) aufgelistet. Sie definieren die grenzwertig akzeptable Kindesentwicklung und dienen Ärzten und Therapeuten beim weiteren diagnostischen und therapeutischen Vorgehen.

Meilensteine der Kindesentwicklung

Sie kennzeichnen Entwicklungsziele im Säuglingsalter, die von der Mehrzahl (50%) der Kinder in einem vorgegebenen Entwicklungsalter erreicht werden. Sie definieren die durchschnittliche Kindesentwicklung.

Signalschema der Säuglings- und Kleinkindentwicklung (In Anlehnung an Hellbrügge und Döring: Die ersten Lebensjahre) – für Eltern –

Alter des Kindes zu Ende des	Körpermotorik	Handmotorik
1. Monats	Kann Kopf nicht kurzzeitig heben	
2. Monats	Kann Kopf nicht kurzzeitig 5 cm heben oder heftiges Strampeln fehlt	
3. Monats	Kann in Bauchlage Kopf nicht 1 Min. heben und „geradeaus" schauen oder bei gehaltenem Sitzen den Kopf 1/2 Minute aufrecht halten	Schaut nicht seine halb geöffneten Hände an
4. Monats	Kein sicherer Unterarmstütz, Kopf fällt beim Hochziehen noch deutlich nach hinten	
5. Monats	Kein aktives Drehen vom Bauch auf den Rücken	Kann die Hand noch nicht sicher zum Spielzeug führen
6. Monats	Beim Stehversuch kein „Zehenspitzentanz"	In Bauchlage kein Ergreifen von Spielzeug (z.B. Würfel)
7. Monats	Zieht sich nicht an angebotenen Händen zum Sitzen hoch	
8. Monats	Kein Rückwärtskriechen, kein kurzzeitiges gehaltenes Stehen	Kein Halten eines Knopfes zwischen Daumen und Zeigefinger
9. Monats	Kein Drehen um die eigene Achse oder Vorwärtskriechen, hält kein Gleichgewicht beim Sitzen	Versucht noch nicht aus einer Tasse zu trinken oder ein Tuch vom Kopf zu nehmen
10. Monats		

Hören und Sehen	Sprache	Sozialverhalten
Kann Licht einer Taschen-lampe nicht kurz fixieren	Schreit nie vor der Mahlzeit	Lässt sich durch Stillen oder Hautkontakt nicht beruhigen
Reagiert nicht auf eine Glocke oder verfolgt noch nicht kurz eine Rassel		Schaut nicht beim Anspre-chen durch die Mutter mit den Augen hin
Sucht nicht mit den Augen nach dem Ton einer Glocke		Lacht nicht bei intensivem Kontakt mit Erwachsenen (z.B. wenn ein Erwachsener ganz nah hinsieht)
	Lacht nicht beim Ansprechen	Freut sich nicht wenn mit ihm gespielt wird
Lässt sich nicht kurzzeitig durch Singen der Mutter oder Musik beruhigen	Keine kleinen Silben	Kann freundlich und böse in Mimik und Sprache nicht unterscheiden
Hört nicht Rascheln von Papier		Streckt die Ärmchen nicht aus um hochgenommen zu werden
Kann nicht mit dem Würfel auf den Tisch schlagen	Macht nicht durch kleine Ruf-laute auf sich aufmerksam	
Lauscht nicht bei einer Unterhaltung		
Kann nicht 2 Würfel anein-ander schlagen	Kein Nachplappern von acht verschiedenen Silben	„fremdelt" nicht gegenüber Fremden, ärgert sich nicht wenn ihm Spielzeug weg-genommen wird
Kann ein Spielzeug nicht vom Tisch werfen	Kein Kopfschütteln (bei „nein, nein") oder spontanes winke, winke	Ahmt lustige Dinge nicht nach

Signalschema der Säuglings- und Kleinkindentwicklung
– für Eltern –

Alter des Kindes zu Ende des	Körpermotorik	Handmotorik
11. Monats	Kein Robb- oder Krabbelmuster, kein Langsitz, kein Hochziehen an Gegenständen	
12. Monats	Kein Seitwärtslaufen an Möbeln, keine an der Hand geführten Schritte	Kann keine zwei kleinen Würfel in einer Hand halten oder Spielzeug hinreichen
13. Monats	Steht noch nicht mind. 10 Sekunden allein	
15. Monats	Keine 20 Schritte frei gehen	
18. Monats	Kein Umherrennen	Kein Turmbauen aus drei Würfeln
20. Monats	Kein freihändiges Ballkicken	Kein Kritzeln von geraden Strichen
24. Monats		Kann keine Dose aufschrauben
30. Monats	Kein Treppabsteigen (Festhalten erlaubt)	
32. Monats		
36. Monats	Kein freies Heben (1 Sek.) eines Beines (Einbeinstand)	Kein Einfüllen von Wasser in eine Tasse

Hören und Sehen	Sprache	Sozialverhalten
		Hilft nicht beim Trinken aus einer Tasse oder isst kein Zwieback allein
interessiert sich nicht für Autos	Kein Wort in Kindersprache, oder reagiert nicht auf kleine Aufforderungen (Hol' den Ball)	Isst noch nicht mit dem Löffel oder spielt nicht mit seinem Spiegelbild
Findet ein Auto nicht, das vor seinen Augen versteckt wurde	Kein gezieltes Mama und Papa	Keine Ballspiele mit der Mutter, hält Trinkbecher nicht allein
Keine sinnvollen Worte in Kindersprache (mind. 6)		Schmust nicht mit Puppen oder Teddys, kann Socken, Schuhe oder Mütze nicht allein ausziehen
Unterscheidet nicht Essbares von Nichtessbarem	Kann keine 3 Körperteile bei Nachfrage zeigen	Wäscht sich nicht selbst die Hände
	Kein Unterscheiden von „groß" und „klein"	Bittet nicht mit Worten um Nahrung
Kann Würfel nicht in einer Reihe zusammenlegen		
	Kein Erkennen der Längsten von 3 Linien, kennt Vor- und Nachnamen nicht	Keine „Ich" Form, verlangt nicht rechtzeitig nach Toilette, kein selbstständiges Anziehen von Kleidungsstücken

Grenzsteine der Kindesentwicklung – für Therapeuten

(nach R. Michaelis und G.Niemann: Entwicklungsneurologie und Pädiatrie. Das Prinzip der essentiellen Grenzsteine. S.62ff. Stuttgart 1999; Neue Daten durch F. Petermann, IA. Stein.: Entwicklungsdiagnostik mit dem ET 6-6. Swets Testservice, Swets u. Zeitlinger, Lisse, Nl, 2000; Michaelis R. (2001): Tübinger Version; Largo RH. (1996): Babyjahre. Piper, München.)

Alter des Kindes	Grenzsteine der Körpermotorik	Grenzsteine der Hand-Fingermotorik	Grenzsteine des Spracherwerbs
wenn das Kind 3 Monate alt ist	Sicheres Kopfheben in Bauchlage, Abstützen auf die Unterarme	Hände, Finger werden über der Körpermittellinie zusammengebracht	Differenziertes, intentionelles Schreien (Hunger, Unbehagen, Schmerz)
wenn das Kind 6 Monate ist	Symmetrische Rückenlage ohne konstante Asymmetrien in Haltung und Bewegung des Rumpfes oder der Extremitäten. Heben des Kopfes in Bauchlage und Nachschauen einem vor dem Gesicht bewegten Gegenstand, Abstützen auf die Unterarme	Transferieren eines kleinen Gegenstandes, Spielzeug in der Mittellinie von einer Hand in die andere, palmares*, radial betontes Greifen *Daumen und Finger in Gegenposition	Spontanes, variationsreiches Vokalisieren (noch ohne deutliche und gezielte Lippenschlusslaute), für sich alleine oder beim Ansprechen (Baby-Dialoge)
wenn das Kind 9 Monate ist	Sicheres, zeitlich nicht begrenztes freies Sitzen mit geradem Rücken und guter Kopfkontrolle, ein ausschließlicher Langsitz ist noch nicht zu fordern	Gegenstände werden in einer oder in beiden Händen gehalten und durch Tasten intensiv exploriert	Spontanes Vokalisieren mit längeren Silbenreihungen mit dem Vokal „A" (wa-wa-wa, ra-ra-ra)
wenn das Kind 12 Monate ist	Freies Sitzen mit geradem Rücken und sicherer Gleichgewichtskontrolle möglich Selbstständiges promptes Drehen von Bauchlage in Rückenlage	Scherengriff: Kleine Gegenstände werden zwischen Daumen und gestrecktem Zeigefinger gehalten, oft schon präziser Pinzettengriff	Spontanes Vokalisieren mit längeren Silbenketten, vorwiegend mit a- / e-Vokalen und mit Lippenverschlusslauten (ba-ba-ba / da-da-da u.ä.)
wenn das Kind 15 Monate ist	Gehen mit Festhalten an Händen durch Erwachsene oder an Möbeln und Wänden	Zwei Klötzchen (Kantenlänge 2-3 cm) können nach Aufforderung (und zeigen) aufeinander gesetzt werden	Das Kind sagt Mama und Papa in sinngemäßer Bedeutung

Grenzsteine der kognitiven Entwicklung	Grenzsteine der sozialen Kompetenz	Grenzsteine der emotionalen Kompetenz
Ein langsam vor den Augen hin und her bewegtes attraktives Objekt wird mit den Augen verfolgt	Anhaltender Blickkontakt. Versuch, durch aktive Drehung des Kopfes oder Änderung der Körperlage Blickkontakt zu halten. Lächeln auf bekannte und fremde Gesichter	entfällt
Objekte/Spielzeug werden in den Mund gesteckt, mit beiden Händen ergriffen, benagt, jedoch kaum schon gezielt betrachtet	Kind hält Blickkontakt, lächelt auf vertraute und fremde Personen die sich ihm nähern, es ansprechen. Aber auch Versuch des Kindes, von sich aus Kontakt aufzunehmen.	Lachen, Lautieren, Blickkontakt, freudige Arm-, Bein-, Gesichtsbewegungen bei Ansprechen durch bekannte Personen
Intensive taktile, visuelle, orale Exploration der Struktur und Textur von Objekten	Sicheres Unterscheiden bekannter und fremder Personen was sich jedoch nicht nur als „Fremdelreaktion" äußern muss	entfällt
Spielzeug, Objekte, vor den Augen des Kindes mit Papierblatt oder Tuch bedeckt, werden vom Kind durch Wegnehmen des Blattes oder Tuches wieder sichtbar	Kind kann von sich aus selbst einen sozialen Kontakt beginnen, fortführen, variieren oder beenden	Viele Rückversicherungsbestätigungen: Blickkontakt, Berühren, Streicheln, Anlehnen, Gesten, Küsschen, emotional getönte verbale und nonverbale Dialoge zwischen Kind und Bezugspersonen
Objekte werden manipuliert, auf ihre einfachste Verwendbarkeit geprüft (klopfen, schütteln, (Übertragen auf andere Objekte)	Kinderreime, Fingerspiele, Nachahmspiele, rhythmische Spiele werden vom Kind sehr geschätzt	beteiligt sich im Spiel engagiert, intensiv und anhaltend

Grenzsteine – für Therapeuten –

Alter	Körpermotorik	Fingermotorik	Sprache
wenn das Kind 18 Monate ist	Freies Gehen, zeitlich unbegrenzt, sichere Gleichgewichtskontrolle, noch etwas breitbeiniger Gang und noch nicht ganz gerade Körperhaltung, Arme noch etwas abgespreizt halten erlaubt	Kleine Gegenstände, die das Kind in der Hand hält, werden nach Aufforderung (geöffnete Hand) oder auf Bitte herausgegeben Zeigefinger wird bewusst zum Betasten, Befühlen oder zum Drücken von Tasten oder Schaltern benutzt	Symbolsprache (Babysprache): z.B. wau-wau, nam-nam, heia (nicht obligat) oder Pseudosprache (unverständliche, aber wie echte Sprache wirkend) Lebhafte Lautbildungen
wenn das Kind 24 Monate ist	Aufheben vom Boden ohne Verlust des Gleichgewichts Treppen werden bewältigt (Nachstellschritt, Festhalten am Geländer oder der Hand Erwachsener)	Sicherer Pinzettengriff Malstift wird mit Faustgriff oder „Pinselgriff" (mit den ersten 3 Fingern) gehalten, dabei liegt der Stift in der Handinnenfläche)	Einwortsprache (mindestens 10 richtige Worte außer Mama und Papa)
wenn das Kind 36 Monate ist	Beidbeiniges Abhüpfen von einer untersten Treppenstufe mit sicherer Gleichgewichtskontrolle Rennen mit deutlichem Armschwung und Umsteuern von Hindernissen, plötzliches, promptes Anhalten möglich	Buch- oder Journalseiten werden einzeln korrekt umgeblättert Benutzung eines präzisen Dreifinger-Spitzgriffes (Daumen, Zeige-Mittelfinger) zur Manipulation kleiner Gegenstände möglich	3-5 Wortsätze (Kombination von Nomina, Hilfsverben, Präpositionen, adverbialen Bestimmungen von Zeit und Raum) Eigener Vor- oder Rufnahme wird ververwendet
wenn das Kind 48 Monate ist	Dreirad o.ä. wird zielgerichtet und sicher bewegt, tritt und lenkt gleichzeitig, umfährt gewandt Hindernisse Hüpfen aus dem Stand mit beiden Beinen gleichzeitig um 30-50 cm nach vorn, stabile Gleichgewichtskontrolle möglich	Hält Malzeichenstift korrekt mit den Spitzen der ersten 3 Finger Gegenständliches, auch Kopffüßler, kann gemalt und kommentiert werden	Kind verwendet „Ich" zur Selbstbezeichnung Ereignisse/Geschichten werden in zeitlicher und und logischer Reihenfolge wiedergegeben, meist noch mit ... und dann ... und dann" Verknüpfungen

Kognition	Sozialverhalten	Emotion
Rollenspiel mit sich selbst, Nachahmen täglicher Gewohnheiten wie Trinken aus Spielzeugtasse, sich zu kämmen, zu telefonieren Noch keine strukturierten Spielabläufe	Kind winkt auf Aufforderung oder auf Abschieds- oder Begrüßungsworte mit der Hand, Kind versteht die Bedeutung von „Nein", hält mindestens einen Augenblick inne, beschäftigt sich 10-20 Min. selbst	Bezugsperson kann sich für 1-2 Stunden vom Kind trennen wenn es in dieser Zeit von gut bekannter Person betreut wird (z.B. Babysitter)
Bauklötzchen o.ä. werden gestapelt (mind. 3) Konzentriertes Betrachten, Betasten, Einräumen, Ausräumen von Spielzeug/Gegenständen in und aus Behältern/ Schubladen über ca. 15 Min.	„Parallelspiel" mit Gleichaltrigen Kind freut sich über Kontakt mit anderen Kindern	Bei täglichen Ärgernissen lässt sich das Kind meist innerhalb 3 Minuten beruhigen Kann sich für 15-30 Min. allein beschäftigen, wissend, dass Mutter in räumlicher Nähe ist
Malen und Kritzeln, wenn auch oft noch wenig gestaltend, kommentiert was es gemalt hat. Konzentrierte intensive „als ob Spiele" mit Puppen, Autos, Lego	Gemeinsames Spiel mit anderen Kindern über > 5 Min. mit Sprechen, Austausch von Gegenständen. Kind will im Haushalt helfen, ahmt Tätigkeiten Erwachsener im Rollenspiel nach	Kind kann für einige Stunden bei ihm bekannten Personen, auch außerhalb seines Zuhauses, ohne Bezugsperson bleiben
„W"-Fragen (Warum, Wieso, Wann, Woher?) Gleiche Gegenstände verschiedener Größe können unterschieden und benannt werden (z.B. große und kleine Autos)	Beginnt und beteiligt sich an Regelspielen (Brett-Karten-Kreis-Bewegungsspiele) Kind ist bereit zu teilen	Kind kann seine Emotionen bei alltäglichen Ereignissen meist selbst regulieren. Gewisse Toleranz gegen Kummer, Enttäuschung, Freude, Vorfreude, Ängste, Stress, weiß, dass es Junge/ Mädchen ist und verhält sich

Grenzsteine – für Therapeuten –

Alter	Körpermotorik	Fingermotorik	Sprache
wenn das Kind 60 Monate ist	Treppen können beim Auf- und Absteigen mit Beinwechsel sicher und freihändig begangen werden Größere Bälle (etwa 20 cm Durchmesser) können mit Händen, Armen, Körper aufgefangen werden, wenn sie aus 2 m Entfernung zugeworfen werden	Mit Kinderschere kann an einer geraden Linie gut entlang geschnitten werden Einzelne Buchstaben, Zahlen, Name können mit Großbuchstaben geschrieben werden (evtl. auch seitenverkehrt) oder/und: gut erkennbare Bilder werden gemalt und gestaltet	Fehlerfreie Aussprache Ereignisse/Geschichten werden in richtiger zeitlicher und logischer Reihenfolge wiedergegeben, mit korrekter, jedoch noch einfach strukturierter Syntax

Kognition	Sozialverhalten	Emotion
Grundfarben werden erkannt und benannt (Blau, Grün, Rot, Gelb, Schwarz, Weiß) Intensive Rollenspiele, Verkleidungen, Verwandlungen in Tiere, „Helden", Vorbilder, auch mit anderen Kindern	Kind kann Spielzeug, Süßigkeiten u.ä. zwischen sich und anderen gerecht aufteilen Lädt andere Kinder zu sich ein, wird selbst eingeladen	Gelegentlich wird noch enger Körperkontakt gesucht: Bei Kummer, Müdigkeit, Erschöpfung, Krankheit u.ä. Kann auch über beschämende, frustrierende, unerfreuliche Ereignisse berichten

Meilensteine der Kindesentwicklung – durchschnittliche Kindesentwicklung; Bl – Bauchlage, Rl – Rückenlage – für Therapeuten –

Alter des Kindes	Meilensteine der Körpermotorik	Meilensteine der Hand-Fingermotorik	Meilensteine des Spracherwerbs
wenn das Kind 3 Monate alt ist	Symmetrische Haltung in Rl, selektive, seitengleiche Kopfdrehung in Rl und Bl, Beim Hochziehen in den Sitz wird der Kopf in der Schulterachse gehalten, symmetrischer Unterarmstütz in Bl, beginnende Kopf-Körperkontrolle (Halsstellreaktion) u.a.m. Hält Kopf in Bl. mindestens 1 Min. hoch, Handspiel, hält Kopf 1/2 Min. im Sitzen aufrecht	Hält fest, was ihm in die Hand gegeben wird, Abtasten der unmittelbaren Umgebung, Hände werden betrachtet, kratzt an Unterlage, kommt in Rl mit Händen über der Brust zusammen, Hände sind in Bl beidseits (beginnend) geöffnet, führt Gegenstände zum Mund	Gibt Laute von sich, differenziertes intentionelles Schreien (Hunger, Unbehagen, Schmerz) Kehllaute „rrrr", „ecche" evtl. undeutliche Silbenkombinationen „ej-ej" „ej-ge"
wenn das Kind 6 Monate ist	Hand-Fuß- und Mund-Fußspiel, dreht sich über beide Seiten Rl-Bl, Bl-Rl, Hände offen, symmetrischer Handstütz (gestreckte Arme), hebt den Kopf in Bl, zieht sich zum Sitzen hoch (bei festem Handkontakt). Kann Kopf beliebig lange halten. In Bl Gewichts- verlagerung auf einen Arm, greift mit frei gewordener Hand nach Spielzeug	Schlägt Hände vor dem Körper zusammen, kann mit beiden Händen (gleichzeitig) Spielzeug halten oder transferiert es, beginnende Abstützreaktion nach vorne, greift gezielt Dinge zwischen Daumen und Handfläche	Stimmhaftes Lachen (quietschvergnügt), spontanes variationsreiches Vokalisieren („brabbeln"), für sich allein oder bei Kontakt, Silbenvervielfachung wie „ge-de-ge" „da-ba-da" „wa-ra" unterschiedlich in Tonhöhe und Lautstärke
wenn das Kind 9 Monate ist	Robbt alternierend, kommt in den Vierfüßlerstand, schaukelt und verlagert das Gewicht, kann Balance beim Hingesetztwerden halten ca. 1 Min. (stützt sich dabei hinten ab), holt Spielzeug durch Lageveränderung, beginnendes Krabbelmuster	Scherengriff, greift noch (mit opponiertem Daumen) seitlich zum Zeigefinger aber mit Endgliedern, beg. Pinzettengriff, greift nach oben, Stützreaktion nach hinten. Wirft Gegenstände weg (Handöffnung gezielt)	Silbenverdopplungen mit gleichen Silben und erste Wortabgrenzungen. (ma-ma, la-la, dei-dei) zunehmende Mundkoordination (Schnalzen mit der Zunge)

Meilensteine der kognitiven Entwicklung	Meilensteine der sozialen Kompetenz	Meilensteine der emotionalen Kompetenz
Verfolgt Gegenstände, Lichtquellen oder Gesichter, die sich langsam vor dem Kind bewegen, mit den Augen	Anhaltender Blickkontakt. Versuch, durch aktive Drehung des Kopfes oder Änderung der Körperlage Blickkontakt zu halten. Lächeln auf bekannte und fremde Gesichter, nicht auf Gegenstände	Beginnende Reaktion auf Bezugspersonen, lässt sich durch Körperkontakt oder Stillen beruhigen
Reagiert auf Zuruf der Eltern, interessiertes „Erforschen" von Spielzeug durch gezieltes Betasten, Benagen, in den Mund stecken, kann Geräuschquellen orten (Rascheln von Papier)	Hält Blickkontakt, stellt Kontakt zu anderen Personen her (Lächeln, Lautieren), schenkt aber sein Lächeln nur vertrauten Personen sofort, Fremde werden hingegen erst zurückhaltend wahrgenommen, „Mienenspiel"	Lachen, Lautieren, Blickkontakt, freudige Körpersprache, streckt der Bezugsperson die Arme entgegen
Konzentriert sich gebannt auf leise Geräusche und Töne (Uhrenticken) und ist aufmerksam. Unterscheidet räumliche Beziehungen, greift in Behälter mit andersfarbenem Gegenstand	„Versteckspiele" werden intensiv beantwortet und mit „da" beantwortet.	Deutliche Fixierung auf Bezugsperson/en

Meilensteine – für Therapeuten –

Alter	Körpermotorik	Fingermotorik	Sprache
wenn das Kind 12 Monate ist	Kann sich in den Stand aufrichten und (festgehalten an den Händen) einige Schritte gehen. Krabbelt symmetrisch und alternierend. Setzt sich selbst hin (Langsitz)	Kann Gegenstände gezielt ablegen oder übergeben. Kann Gegenstände durch eine enge Öffnung fallen lassen (räumlich sicher und zeitlich richtig), zieht Spielzeug an einer Schnur heran	„Kinderwörter" wie „wau-wau" (Hund), „ga-ga" (Ente), „heiß", schluckt seinen Speichel herunter, kann den Löffel mit der Zunge und den Lippen ablecken
wenn das Kind 24 Monate ist	Freies Bücken und Wiederaufrichten ohne Abstützen sind ohne Probleme möglich, kickt den Ball mit beiden Füßen ohne sich festzuhalten, wirft beidseitig einen kleinen Ball, läuft symmetrisch einige Schritte rückwärts, weicht beim Laufen sicher Hindernissen aus	Kind kann Striche mit gerundeten Enden zeichnen, sicheres Turmbauen mit mindestens 4-8 Klötzchen (mit jeder Hand), kann mit beiden Händen Wasser aus einer Flasche ausgießen, fließende Bewegungsabläufe	Zweiwortsätze „Peter essen", versteht fast alles. Kann feste Nahrung kauen, Tierlaute nachahmen, beiden Konsonanten /m/b/p/d/f/l/n/t/w/ kann Wünsche sprachlich äußern
wenn das Kind 36 Monate ist	Dreiradfahren, Schlusssprung mindestens 20-30 cm vorwärts		Benutzt Tätigkeitswörter wie „schlafen", „spielen", Fürwörter wie „mein, dein"
wenn das 48 Monate ist	Rollerfahren, isst und trinkt alleine, Besteck wird weitestgehend richtig gebraucht. Beginnendes Balancieren, kurze Strecken hüpfen auf einem Bein. Steht 3-4 Sekunden freihändig auf einem Bein, steigt freihändig und alternierend eine Treppe hoch	Kann eine Schere gebrauchen und erkennbare Formen malen (Viereck, Kreuz, Kreis), malt einen Kreis nach Vorlage aus, malt einen 3-Teile Mensch, gibt sicher Teile in eine 4-Formen-Box	Schwere Konsonanten wie /r/ werden richtig ausgesprochen, kann die Mehrzahl bilden „die Bälle", einfache Satzkonstruktionen sind richtig, kann Haupt- und Nebensätze zusammenfügen, benutzt die Vergangenheits-
wenn das Kind 60 Monate ist	Fahrradfahren mit Stützrädern, steht freihändig mind. 8 Sekunden, hüpft sicher mind. 5 mal auf einer Stelle, sicherer Zehen-Hacken-gang, fängt aufgeprallten Ball mit beiden Händen	Malt Quadrat, Kreuz und Dreieck nach Vorlage ab, malt 6-Teile-Mensch, gibt sicher 5 Teile in Formbox	Alle Lautverbindungen (einschl. /s/ und /sch/ werden richtig gebildet, Sätze meist grammatikalisch richtig

Kognition	Sozialverhalten	Emotion
Versteht einfache Auffordderungen „komm her, bring mir ..." zunehmend, Interesse an Details (Löcher/Knöpfe)	Zunehmend „gemeinsames Spielen" wie Hasche / Fangen etc.	Bezugspersonen werden bezeichnet, Papa, Mama ..., zunehmend weniger Rückversicherungen, Fremdeln
Kann auf Befragen mindestens 3 Körperteile an sich oder einer Puppe zeigen, kann einfache Zeichnungen von Tier und Mensch benennen, verwendet die Mehrzahl, sagt Vornamen	Führt kleine Aufträge aus, ahmt Arbeiten im Haushalt nach, geht liebevoll mit Haustieren um, hilft beim An- und Ausziehen, spielt mit anderen Kindern, einfache Fangespiele	Möchte sich selbst an- und ausziehen oder sich selbst die Hände waschen, Hilfe ist nicht erwünscht, erste „Trotzphase", erforscht seine Grenzen
Mehrwortsätze	Erste Fragen „Heißt'n du", Selbstgespräche	
Kann Zusammenhänge im Bilderbuch erkennen und beschreiben, gibt mehrfach die Längere von drei Linien an, kann Gegenstände angeben und bezeichnen, berichtet über Erlebnisse, denen man folgen kann.	Kann sich unterhalten und Erlebtes wiedergeben (und dann ...), erzählt „Witzchen", Stellt Fragen (wie heißt'n du). Ist tags und nachts trocken, kann sich nahezu allein an- und ausziehen (leichte Verschlüsse)	Keine Fremdelphase mehr, Sauberkeit, lässt sich bei Misserfolgen schnell beruhigen. Märchen werden verstanden, (mit-) erzählt und emotional miterlebt, wendet sich nach vertrauter Stimme.
Farben werden richtig benannt, sicher in der Definition von Wörtern, unterscheidet Materialien, Mengenbegriff bis 5	Schreibt seinen Vornamen, kennt Zahlenraum bis 10, erzählt aus Erinnerung und berichtet aus Familie inkl. seines sozialen Verhaltens	Passt sich in Gruppenverband ein, kann seine eigene Leistung kritisch bewerten, übernimmt erste Verantwortung

Anamnese-Fragebogen
für ...., geb. ....

Sehr geehrte Eltern,

in Ergänzung zur Fallaufnahme geben wir Ihnen hier eine Liste von Fragen, die uns helfen, die Untersuchung und Behandlung Ihres Kindes möglichst gezielt zu gestalten. Die vielen Fragen, die Sie auf diesem Bogen finden, können Sie vielleicht nicht alle beantworten; das ist nicht weiter problematisch; manche treffen vielleicht auf Ihr Kind gar nicht zu. Je mehr Sie wissen, umso besser; machen Sie einfach einen Kringel um die richtige Antwort. Wo Sie sich aber nicht sicher sind, reicht ein Fragezeichen oder Sie lassen die Frage aus. Wenn Sie noch zusätzliche Bemerkungen haben, machen Sie bitte Notizen am Rand, damit wir darüber sprechen können. Viele Informationen erhalten Sie auch schon auf Seite 1 des gelben Vorsorge-Untersuchungsheftes Ihres Kindes.

1. Zur Familie:

Bei uns sind Wirbelsäulenprobleme bekannt (z.B. Skoliose, Missbildungen, Beinverkürzung)	ja / nein	bei wem?
Wir haben öfters Probleme mit dem Nacken/Kreuz (z.B. Nacken/Kopfschmerzen, Migräne)	ja / nein	wer?
Geschwister wurden schon hier vorgestellt	ja / nein	

2. Schwangerschaft:

wie vielte ....   Alter der Mutter bei Geburt: .... Jahre

Dauer ...... Wochen   Geburtsgewicht .... g

Länge ...... cm

Fehllage/Querlage/Beckenendlage	ja / nein	welche?

3. Die Geburt: Zwilling/Drilling

Die Geburt: Zwilling/Drilling	ja / nein	
Die eigentliche Geburt (Presswehen) dauerte	..... Stunden	
Es wurde eine PDA (Peridual-Anaesthesie) verwendet	ja / nein	
Es wurden Hilfsmittel (Zange, Saugglocke) verwendet wenn ja,	ja / nein	welche?
Die Geburt war ein Kaiserschnitt	ja / nein	warum?
Kam es zu Geburtsverletzungen	ja / nein	welche?
Wurde bei der Geburt auf den Bauch gedrückt?	ja / nein	

4. Auffälligkeiten:

Das Kind schläft nicht gut ein Einschlafdauer?	ja / nein
Das Kind wird im Schlaf oft wach	ja / nein wie oft?
Existiert eine bestimmte Schlafhaltung	ja / nein welche?
Gab es Stillschwierigkeiten?	ja / nein an welcher Seite?
Das Baby trinkt / isst wenig oder schlecht	ja / nein
Es sabbert viel oder spuckt oft	ja / nein
Wir haben ein „Schreikind"	ja / nein
Es hat „Drei-Monats-Koliken" (gehabt)	ja / nein
Unser Kind ist empfindlich am Nacken (z.B. beim Anziehen)	ja / nein
Rauft sich öfters die Haare	ja / nein

5. Sonstige Gesundheitsprobleme:

Unser Kind leidet an	Rachenwegsinfekten	ja / nein
	Neurodermitis	ja / nein Seit wann?
	Allergien	ja / nein welche?
	Kopfschmerzen wie oft pro Woche?	ja / nein
	Neurologischen Erkrankungen	ja / nein an welchchen?
Unser Kind	trägt eine Brille	ja / nein seit wann?
	hat oft den Mund offen	ja / nein

Aktuelle Größe: .... cm   Gewicht: ....kg

6. Entwicklungsverzögerungen: welche?

Haltung und Bewegung	ja / nein
Sprache und Verständnis	ja / nein
Konzentration, soziale Fertigkeiten	ja / nein

7. Asymmetrie, Fehlhaltung:

Wir haben das sofort nach der Geburt gesehen	ja / nein
Wir haben das erst später gesehen	ja / nein wann?
Wir wurden darauf aufmerksam gemacht (Arzt, Hebamme, Krankengymnastik)	ja / nein von wem?

Uns fiel besonders folgendes auf ....
(schiefer Kopf, Rumpf, Bein- oder Armhaltung etc.)

Das Baby schaut(e) nur nach   rechts / links   ja / nein

dreht(e) sich nur nach	rechts / links
	ja / nein
bewegt beide Arme gleich	ja / nein
	welchen weniger?
bewegt beide Beine gleich	ja / nein
	welches weniger?
Das Gesicht ist auf einer Seite kleiner	ja / nein rechts / links?
Der Hinterkopf ist einseitig flacher	ja / nein rechts / links?
Unser Kind hat ein haarloses Gebiet	ja / nein rechts / links?

8. Bisherige Therapie:

9. Wünschen Sie einen Befundbericht? ja/nein, wenn ja an wen?

10. Adresse des Kinderarztes und Tel. Nr.:

Ort:_____   Datum: _____   Unterschrift des Erziehungsberechtigten

---

modifiziert nach Biedermann

KISS-Kontrollbogen

Bitte vier bis acht Wochen nach Behandlung zurücksenden an:

....

....

...

Bericht über unser Kind: ....geb. am: ....

Beschwerden vorher:

Was besserte sich oder verschwand nach der Behandlung:

....

....

Wie viele Tage nach der Behandlung? ....
Was ist unverändert oder nur wenig gebessert?

....

....

Wie würden Sie die Behandlung auf der Skala von sehr gut (1) bis ungenügend (6) bewerten? ....

Haben Sie noch Fragen oder Bemerkungen?

....

....

Rückruf erbeten?   Ja ( )   Nein ( )   Tel.-Nr.: ....

Mail: ....

Vielen Dank für Ihre Bemühungen!

---

modifiziert nach Biedermann

Schreibaby-Protokoll

Name .... Vorname ....

geb.: ....

Liebe Eltern,

Sie baten um einen (möglichst baldigen) Termin für die Untersuchung Ihres „Neuankömmlings". Sicherlich wird Ihr Kinderarzt das Baby schon gründlich untersucht haben, um anderweitige Ursachen für die anhaltenden Schreiattacken auszuschließen. Nach unserer Erfahrung können auch Verspannungen der Wirbelsäule zu solchen frühen Auffälligkeiten führen. Wir werden Ihr Kind in den nächsten Tagen diesbezüglich anschauen und hoffen, Ihrem Säugling und Ihnen helfen zu können. Um einen besseren Überblick über die Dauer und tageszeitlichen Einflüsse der Schreiphasen zu erhalten, bitten wir Sie, das folgende Schreiprotokoll in den Tagen vor der Behandlung zu führen und zum Termin mitzubringen. Darüber hinaus ist es hilfreich, das gleiche Protokoll nochmals nach der Behandlung zu führen und uns zuzusenden. So können wir ggf. weitere Hilfen mit Ihnen besprechen (bzw. über evtl. gute Besserung [mit-]freuen).

Datum:	Zeitperiode	Unruhe/Weinen (Min/Std.)	Bemerkungen (z.B. Fieber o.ä.)	Stuhlgang, Erbrechen etc.
1. Tag	0.00 – 6.00			
	6.00 – 12.00			
	12.00 – 18.00			
	18.00 – 24.00			
2. Tag	0.00 – 6.00			
	6.00 – 12.00			.
	12.00 – 18.00			
	18.00 – 24.00			
3. Tag	0.00 – 6.00			
	6.00 – 12.00			

	12.00 – 18.00			
	18.00 – 24.00			
4. Tag	0.00 – 6.00			
	6.00 – 12.00			
	12.00 – 18.00			
	18.00 – 24.00			
5. Tag	0.00 – 6.00			
	6.00 – 12.00			
	12.00 – 18.00			
	18.00 – 24.00			
6. Tag	0.00 – 6.00			
	6.00 – 12.00			
	12.00 – 18.00			
	18.00 – 24.00			
7. Tag	0.00 – 6.00			
	6.00 – 12.00			
	12.00 – 18.00			
	18.00 – 24.00			
8. Tag	0.00 – 6.00			
	6.00 – 12.00			
	12.00 – 18.00			
	18.00 – 24.00			
9. Tag	0.00 – 6.00			
	6.00 – 12.00			
	12.00 – 18.00			
	18.00 – 24.00			

10. Tag	0.00 – 6.00			
	6.00 – 12.00			
	12.00 – 18.00			
	18.00 – 24.00			

Das Protokoll wurde vor ( ) oder nach ( ) der Behandlung vom .... erstellt.

Sollten Sie Fragen haben rufen Sie uns bitte an oder schreiben Sie, wir rufen Sie dann zurück.

Vielen Dank für Ihre Mithilfe und gute Besserung für Ihr Kind.

---

modifiziert nach Biedermann

KISS-Merkblatt

Liebe Eltern,

Ihr Kind wurde heute manualmedizinisch untersucht und ggf. auch behandelt. Versehen mit neuen Eindrücken fahren Sie mit der Erwartung nach Hause, dass der Anfahrtsweg sich für Ihr Kind auch gelohnt hat. Wir hoffen, dass Sie alle wichtigen Fragen stellen konnten. Hier nochmals eine kleine Zusammenfassung der KISS Problematik:

Kopfgelenk-Induzierte-Symmetriestörungen, kurz KISS, sind Auffälligkeiten der Säuglings- und Kleinkindentwicklung, deren Ursache in einer Funktionsstörung der Wirbelsäule und hier insbesondere des oberen Wirbelsäulenpoles, der Kopfgelenke, zu finden ist. Auslöser sind meist geburtraumatische Einflüsse.

Wir unterscheiden zwei Formen von KISS:

Symptome bei KISS I	Symptome bei KISS II
• „Schiefhals" mit einseitiger Einschränkung der Kopfbeweglichkeit (nur in eine Richtung schauen) • fixierte Rumpffehlhaltung zu einer Seite (C-Skoliose) • halbseitige Gesichtsmikrosomie (eine Gesichtshälfte ist kleiner) • einseitige Nackenüberempfindlichkeit • motorische Entwicklungsstörungen • evt. einseitige Sichelfußhaltung • Mindermotorik einer Körperseite (v.a. eines Armes) • Tonusasymmetrien der Muskulatu (oft re/li Asymmetrie) • einseitiges Fäusteln beim Aufstützen • einseitige Stillprobleme u.a.m. • einseitige Abplattung des Hinterkopfes • vegetative Auffälligkeiten (Ein- und Durchschlafstörungen u.v.a.m.)	• Abplattung des Hinterkopfes mittig • deutliche Überstreckungstendenz • Verweigerung der Bauchlage • Kopfhalteschwäche • vermehrtes Sabbern und Spucken • Schluckstörungen und Stillprobleme • Henkelstellung der Hände und/oder hochgezogene Schultern • motorische Entwicklungsverzögerung bezüglich der Vertikalisierung • Neigung zu vermindertem Grundtonus der Muskulatur • „3-Monatskoliken" • Nackenüberempfindlichkeit • Schreiattacken • Ein- und Durchschlafstörungen • aber auch ausgeprägt ruhige Kinder „bewegungsfaul" mit deutlichen motorischen Entwicklungsrückständen

Die meisten KISS Kinder haben von beidem etwas, meist ist jedoch eine Komponente führend. Einige dieser Babys kommen wegen ihrer motorischen Rückstände nicht in ein Robbstadium oder können nicht krabbeln. Sie ersetzen die entsprechenden Stadien der Kindesentwicklung durch Porutschen oder überspringen diese und ziehen sich hoch zum Stand. Robben und Krabbeln sind jedoch wichtige Trainingsmöglichkeiten für die spätere Fuß-Hand-Augenkoordination sowie für die Gleichgewichtssteuerung.

Unbehandelt weisen diese Kinder später nicht selten Gleichgewichtsprobleme beim Stehen und Laufen (häufiges Stolpern) oder im Einbeinstand auf. Auch bestehen Störungen in der Fein- und Grobmotorik bzw. der Koordination (Malen, Hampelmann). Bei zahlreichen Kindern findet man Haltungsstörungen, Konzentrationsstörungen oder auch vermehrt Kopfschmerzen u.a.m. Darüber hinaus bestehen Parallelen zur Entwicklung von Verhaltensstörungen infolge von Vermeidungsstrategien (z.B. mangelnder Einbeinstand-Kaspern) oder Wahrnehmungsstörungen auch in Verbindung mit Hyperaktivität.

Die Diagnostik und Therapie erfolgte durch eine gezielte manualmedizinische Untersuchung/Behandlung. Dabei wurde u.a. eine röntgenologische Kontrolle der Halswirbelsäule durchgeführt um andere Ursachen für derartige Auffälligkeiten auszuschließen und die Behandlung genau zu planen. Genügt im Säuglingsalter meist 1 Behandlung, so sind später in der Regel 2-3 Behandlungen im Abstand von 6-12 Wochen bzw. nach 1 Jahr nötig.

Nach der heute durchgeführten Behandlung benötigt Ihr Kind erst einmal Ruhe um den therapeutischen Reiz ausreichend zu verarbeiten. Dies ist auch die Zeit der Reaktionsphase. Wir empfehlen daher eine Pause von 2-3 Wochen für alle evtl. noch nötigen (meist krankengymnastischen) Behandlungen. Spezielle Verhaltensweisen im Umgang mit dem Kind sind nicht erforderlich.

Eine (selten notwendige) manualmedizinische Kontrolle/Therapie sollte nicht vor Ablauf von 6-8 Wochen erfolgen. Daher legten wir auch besonderen Wert auf einen entsprechenden Abstand zu Vorbehandlungen. Die letzte krankengymnastische Beübung sollte 1 Woche zurückgelegen haben.

Bitte lassen Sie Ihr Kind nach der Therapiepause (also in 2-3 Wochen) nochmals durch den Kinderarzt und/oder durch die KrankengymnastIn untersuchen. Hier kann der Behandlungseffekt überprüft und ggf. eine krankengymnastische Beübung verordnet werden. Falls Sie einen Befundbericht wünschten und alles klar geht mit dem Postweg, wird in dieser Zeit auch der Bericht über die Vorstellung hier bei Ihnen oder dem Kinderarzt eingetroffen sein.

Im Abstand von 6-8 Wochen kann dann im Team (Eltern, Kinderarzt, KrankengymnastIn) entschieden werden, ob Ihr Kind nochmals bei uns nachgeschaut werden sollte. Etwa 20 % aller behandelten Kinder benötigen eine solche Kontrolluntersuchung und man kann im Vorhinein nie genau sagen bei welchem Kind dies nötig wird. Dann braucht auch nicht nochmals geröntgt zu werden.

Wir bitten Sie Ihr Kind im Alter von 3 Jahren und vor der Einschulung erneut vorzustellen. So kann untersucht werden, ob der „Befund sich gehalten hat". Die Kleinkindentwicklung verläuft derart variabel, dass man in diesem Alter nie genau sagen kann, ob hier alles in Ordnung ist.

Sollten Sie jedoch schon früher feststellen, dass Ihr Nachwuchs wieder auffällig wird (evtl. im Rahmen von Stürzen, Operationen, Mittelohrentzündungen o.ä.), dann sollte das Kind eher kontrolliert werden.
Bitte vergessen Sie nicht, den mitgegebenen Kontrollbogen nach etwa 6 Wochen an uns zurückzusenden, wir sind natürlich auch gespannt, wie sich Ihr Kind entwickelt.
Für eventuelle Rückfragen stehen wir Ihnen gern telefonisch oder schriftlich (E-mail) zur Verfügung

und verbleiben mit den besten Wünschen für Sie und Ihr Kind

Ihr Praxisteam

KIDD-Merkblatt

Liebe Eltern,

Ihr Kind wurde heute manualmedizinisch untersucht und ggf. auch behandelt. Versehen mit neuen Eindrücken fahren Sie mit der Erwartung nach Hause, dass der Anfahrtsweg sich für Ihr Kind auch gelohnt hat. Wir hoffen, dass Sie alle wichtigen Fragen losgeworden sind. Hier nochmals eine kleine Zusammenfassung der KIDD Problematik:

KIDD steht für Kopfgelenk-Induzierte-Dysgnosie (Wahrnehmungsstörung) und Dyspraxie (Ungeschicklichkeit), wir vermuten hier eine Störung im Bereich des oberen Nackens, der sog. Kopfgelenke. Unsere Erfahrung zeigt, dass sich eine KIDD Symptomatik oft bis ins frühe Säuglingsalter zurückverfolgen lässt (ehemalige KISS). Folgende Kombination von Auffälligkeiten weisen auf eine KIDD Problematik hin:

- Haltungsstörungen im Vorschul- und Schulalter
- Kopfschmerzen
- Störungen der fein- und/oder grobmotorischen Entwicklung (Malen, Schreiben, Einbeinstand, Ungeschicklichkeit u.a.m.)
- Konzentrationsschwierigkeiten
- Sprachentwicklungsverzögerungen
- Wahrnehmungsschwächen insbesondere des Bewegungssinnes und beim Gleichgewicht halten
- Raumorientierungsstörungen (z. B. Höhenangst)
- Motorische Unruhe und Hyperaktivität

Meist sind nicht alle Teilbereiche auffällig. Einige der eben genannten Symptome haben auf den ersten Blick nichts mit dem Hals zu tun, auch ein Grund, warum wir Wert auf eine zuvor vorgenommene Abklärung durch den Kinderarzt legen. Dies geschah meist schon im Rahmen der Vorsorgeuntersuchungen.

Nach der durchgeführten Behandlung ist wichtig, für etwa 2 Wochen auf Purzelbäume, Kopfstände, Kopfsprünge oder Rolle vor- und rückwärts und Trampolinspringen zu verzichten. Bitte teilen Sie das auch der Schule oder dem Kindergarten mit. Dadurch lässt sich das Risiko einer erneut auftretenden Verspannung reduzieren. Auch sollte das Kind im Sport nicht mit anderen Alterskameraden zusammenprallen. Natürlich ist das nicht so einfach und viele Kinder wollen ihre neue Bewegungsfreiheit gleich ausprobieren. Gleiches gilt auch für „Raufereien" …

Darüber hinausgehende Maßnahmen wie Haltungsübungen oder spezielle sportliche Betätigungen haben wir im Rahmen der Behandlung mit Ihnen besprochen und sollten nach der kleinen „Schonfrist" in Angriff genommen werden. Gleiches gilt für einen evtl. verordneten Haltungsausgleich im Schuh (Statikausgleich) oder die Verwendung eines Schrägpultes.

Nach der Behandlung an der Halswirbelsäule können manche Kinder nochmals über Muskelkater berichten, meist verschwinden diese „Nachwehen" innerhalb weniger Tage von selbst. Immerhin müssen sich die Muskelmuster umstellen ...

Wir bitten Sie, die Kinder nach etwa 8 Wochen nochmals bei uns vorzustellen da im Gegensatz zum Säuglingsalter gelegentlich 2 Behandlungen notwendig sind um auch langfristige Behandlungserfolge zu gewährleisten. So bemerken viele Eltern, dass trotz aller Vorsichtsmaßnahmen ca. 6 Wochen nach Erstbehandlung der anfänglich gute Therapieeffekt etwas rückläufig sein kann.

Zur Kontrolluntersuchung sollte dann auch nochmals eine Haus-Baum-Mensch-Zeichnung mitgebracht werden. So fällt uns die Beurteilung der feinmotorischen Fähigkeiten (und evtl. deren Besserung) leichter. Einen ähnlichen Zweck erfüllen Schriftproben vorher/nachher. Manche/r KindergärtnerIn oder LehrerIn ist gern bereit eine kurze Einschätzung der Entwicklung Ihres „Schützlings" (letztes 1/4 Jahr) zu erstellen. Wir interessieren uns natürlich auch für die Veränderungen im Haltungsmuster (KrankengymnastIn, MotopädIn, ErgotherapeutIn, Trainer) die allerdings für Außenstehende kaum zu beurteilen sind.

Je nach Lage der Dinge wird man nach der Zweitvorstellung entscheiden können, ob sich die Lösung der Funktionsstörungen der Halswirbelsäule positiv bemerkbar gemacht hat oder sich eigentlich nicht viel veränderte. Gegebenenfalls werden wir gemeinsam mit Ihnen eine langfristige Wiedervorstellung planen (i.d.R. nach einem Jahr). Profitierte das Kind kaum oder nicht von der Behandlung, so hat eine dritte Manualtherapie der Wirbelsäule meist wenig Sinn und das Behandlungskonzept muss umgestellt werden. Auch hier geben wir gern unsere Erfahrungen weiter.

Für eventuelle Rückfragen stehen wir Ihnen gern telefonisch oder schriftlich (E-mail) zur Verfügung

und verbleiben mit den besten Wünschen für Sie und Ihr Kind

Ihr Praxisteam

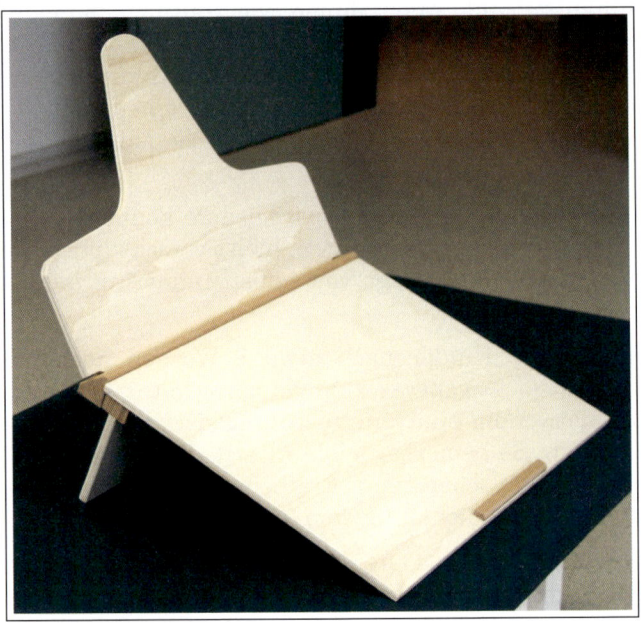

Schrägpult – Technische Beschreibung

Material: Sperrholz mindestens 5 mm (Pappelholz ist zusätzlich leicht)

Arbeitsfläche:
Dieses Schrägpult hat eine Arbeitsfläche von 50 x 35 cm, Neigungswinkel 20°.
An der Unterkante befindet sich eine einspringende Leiste (1/4 Rundholz, Rundung zum Kind), die das Abrutschen der Auflagen verhindert und gleichzeitig die Handauflage für Rechts- und Linkshänder gewährleistet.

Buchstütze:
Der Anstellwinkel der Buchstütze (Arbeitsfläche – Buchstütze) beträgt ca. 150°.
Bei diesem Modell mit Buchabstellleiste einsteckbar.

Anhang II

Babyliegeschalen – Wenn Babys auf Reisen gehen

Die alte Weisheit, dass Babys keine kleinen Erwachsenen sind, gilt auch für den sicheren Transport im Auto. Die Kopfkontrolle setzt gerade erst ein und verschiedene Besonderheiten ihrer anatomischen und sensomotorischen Entwicklung sprechen gegen einen unkritischen Transport in Fahrzeugen. Andererseits ist eine gelegentliche Fahrt im Auto in der heutigen Zeit oft unumgänglich. Um einen Kompromiss zwischen möglichst angepasster Lagerung und Sicherheitsanforderungen bei Unfällen zu finden wurden Rückhaltesysteme für Säuglinge entwickelt.

Gebräuchlichste Rückhaltesysteme in Deutschland sind Babyschalen, die entweder mittels Sicherheitsgurt befestigt (z. B. Maxi cosi) oder durch eigens fixierte Plattformen montiert werden (Isofix) und entgegen der Fahrtrichtung angebracht sind (Reboardsysteme). Darüber hinaus kommen auch Babytragetaschen mit Platzierung quer zur Fahrtrichtung zum Einsatz (z. B. Diana-N).

Babyschalen mit halbaufrechter Sitzposition haben Vorteile beim Unfallschutz und Nachteile bezüglich einer angepassten Positionierung der kleinen Fahrgäste. Babytragetaschen hingegen weisen Vorteile bei der Positionierung und Nachteile bei Unfallsimulationen auf. Hier einen geeigneten Kompromiss zu finden ist nicht leicht und macht deutlich, dass der „Stein der Weisen" noch nicht gefunden ist.

Nur für Neugierige

Reboardsysteme mit halbaufrechter Transportposition
Amerikanische Studien haben gezeigt, dass insbesondere Frühgeborene, Säuglinge unter 2000g aber auch Neugeborene infolge der halbaufrechten Sitzposition vermehrt Atemregulationsstörungen und Absenkungen der Herzfrequenz aufweisen. Gründe dafür sind vermutlich das Absinken des Köpfchens nach vorn und / oder seitlich mit daraus resultierender Verlegung der Atemwege. Aus diesem Grunde sollte das Köpfchen mittels Stützkissen besonders gesichert werden.
Die amerikanische Akademie für Kinderheilkunde (American Academy of Pediatrics) empfiehlt eine eingehende Beratung und Ausbildung der Eltern im Umgang mit Babyrückhaltesystemen.

Babytragetaschen mit liegender Transportposition
Der liegende Transport ist für den Entwicklungsstand von Säuglingen eigentlich besser angepasst. Das Köpfchen wird horizontal gelagert und dadurch entfallen zahlreiche Schwierigkeiten einer halbaufrechten Positionierung. Hauptproblem sind hier jedoch Sicherheitsaspekte bei Unfällen, die aus der liegenden Haltung und dem Transport quer zur Fahrtrichtung resultieren. Nach

Auskunft von Sicherheitsexperten für Insassenschutz verteilen sich dabei die Aufprallkräfte ungünstiger auf die verschiedenen Wirbelsäulenabschnitte und das Verletzungsrisiko erhöht sich.

Reboardsysteme

Babyschalen haben sich in den letzten Jahren mehr und mehr durchgesetzt. Um die Vorteile dieser Rückhaltesysteme auszuschöpfen und Nachteile zu minimieren gilt es, Sicherheitsregeln zum Gebrauch zu beachten und andererseits Empfehlungen für den Transport von Säuglingen umzusetzen.

Allgemeine Sicherheitsaspekte – Babyschalen im Auto (0 – ca. 1 Jahr)

Babyschalen unterliegen einem ständigen technischen Wandel und haben in den letzten Jahrzehnten das Verletzungsrisiko von Kindern bei Autounfällen deutlich reduziert.

Dennoch bleibt festzuhalten, dass herkömmliche Autokindersitze einen Kompromiss zwischen transportabler Positionierung von Kindern und Sicherheitsanforderungen im Fahrzeug darstellen. Die Stabilisierung der Lagerungsposition führt zu einer Reduzierung des Raumangebotes mit Verlust des Bewegungsspielraumes. Daher sollten entsprechende Rückhaltesysteme nur für den Gebrauch im Fahrzeug sowie kurzzeitige Transporte außerhalb benutzt werden. Sie stellen keine Alternative zum Kinderbettchen oder Kinderwagen dar. Andererseits ist jeder Transport im Fahrzeug ohne geeignetes Rückhaltesystem grob fahrlässig.

Die gebräuchlichsten Rückhaltesysteme für Säuglinge sind derart konzipiert, dass das Baby in schräger Position halb sitzend, halb liegend mit erhöhter Kopfposition fixiert wird. Bei einigen Modellen lässt sich die Sitzposition variieren.

Grundregeln des Gebrauchs von Babyschalen für Säuglinge im Auto

Rückhaltesysteme für Säuglinge sollten nach Größe und Gewicht des Kindes eingesetzt werden.

Entsprechend der amtlichen Prüfnorm (ECE-Aufkleber) stehen für Säuglinge die Klassen 0 (bis 10 kg) und 0+ (bis 13 kg) zur Verfügung. Generell gilt die Empfehlung, beim Kauf eines Kindersitzes das Kind mitzunehmen, um beim Probeeinbau im PKW festzustellen, ob sich das Rückhaltesystem leicht montieren lässt und den Anforderungen an die Positionierung des Kindes genügt.

Insbesondere die fehlerhafte Anwendung der Rückhaltesysteme führt zu vermeidbaren Verletzungen bis hin zur Todesfolge. Sie sollten sicher befestigt und die Kindersicherheitsgurte ausreichend fest angezogen sein.

Erhebungen des österreichischen Kuratoriums für Verkehrssicherheit für das Jahr 2005 ergaben, dass 14% der Kinder nicht gesichert transportiert wurden. 41% aller Beanstandungen bei Verkehrskontrollen in Österreich seit Juli 2005 entfielen auf falsche oder mangelhafte Sicherung von Kindern in Fahrzeugen. Meist waren die Gurte in den Babyschalen zu locker eingestellt oder verdreht bzw. die Kleinen hatten sich selbst davon befreien können. 22% der im PKW getöteten oder schwer verletzten Kinder waren nicht gesichert.
Ähnliche Ergebnisse veröffentlichte der ADAC für Deutschland wonach lediglich 59% aller in Fahrzeugen transportierter Kinder korrekt gesichert waren.

Der Einbau der Babyschale (Reboardsystem) erfolgt immer entgegen der Fahrtrichtung um die Fliehkräfte des Kopfes bei einem Frontalaufprall besser zu kompensieren. Die Unfallkräfte verteilen sich so auf die ganze Wirbelsäule.

Rückhaltesysteme für Kinder sollten generell auf der Rückbank, je nach Modell ggf. mit einem Dreipunktgurt oder Isofix-Sockel befestigt werden. Die sichersten Plätze befinden sich dabei entweder hinter dem Beifahrersitz oder in der Mitte. Somit erfolgt die Entnahme problemlos über die Gehwegseite. Die Betreuung und Überwachung durch eine Begleitperson ist wünschenswert.
Bei unumgänglichem Transport auf dem Beifahrersitz muss der Beifahrerairbag deaktiviert und der Sitz in eine hintere Position gestellt sein. Einige Hersteller schließen den Transport auf dem Beifahrersitz aus. Eine Babyschale wird zu klein, wenn der Kopf an den Rand der Schale reicht. Dabei ist zu beachten, dass verschieden große Modelle im Fachhandel erhältlich sind.
Die Verwendung von Kopfstützkissen schützt das Kind zumindest teilweise vor seitlichem Abgleiten des Kopfes beim Schlafen.

In den nächsten Jahren ist die Einführung eines „i-size" Standards geplant. Demnach sollten Kinder bis ca. zum 15. Monat in Reboardsystemen transportiert werden.

Sicherheitsregeln für den Gebrauch von Babyschalen (Reboardsysteme)

- kein Transport von Kindern im Fahrzeug ohne geeignetes Sicherungs-Rückhaltesystem

- zulassungsgemäßer Gebrauch mit Beachtung der Größen- und Gewichtsbestimmungen (und nicht Altersbestimmungen)

- korrekte Befestigung der Babyschale entsprechend den Herstellerinformationen

- Kindersicherheitsgurte ausreichend fest ziehen

- Positionierung entgegen der Fahrtrichtung (so lange wie möglich)

- optimal: Montage im Fond hinter dem Beifahrersitz

- bei unumgänglichem Transport auf dem Beifahrersitz – Deaktivierung des Airbags / maximale Rückstellung des Sitzes in Richtung Heck

- zu klein, wenn der Kopf den Schalenrand erreicht

- ggf. Verwendung von Kopfstützkissen

- individuelle Auswahl des Rückhaltesystems (auf das Fahrzeug und Kind abgestimmt)

Empfehlungen zum Transport von Säuglingen

Kinder sollten in ihren Sitzen regelmäßig beobachtet werden. Vermehrte Unruhe, Zeichen von Unbehaglichkeit oder initiales Weinen geben Anlass zur Unterbrechung der Fahrt. Ähnliches gilt für die Einnahme von ungünstigen Kopf-Körperpositionen. Sinnvoll ist es, den Bewegungsmangel der Kinder stündlich durch Rast und Spiel außerhalb des Babysitzes zu kompensieren. Schlafende Kinder müssen jedoch nicht geweckt, sondern beim Verrutschen sanft positioniert werden. Kinder mit mangelnder Kopfkontrolle (i.d.R. unter drei Monaten) sollten möglichst wenig, jedoch nicht länger als 30 Minuten im Kindersitz untergebracht (Pausen) bzw. immer mit einem zusätzlichen Kopfhaltekissen gelagert sein.

Am Rastplatz erhalten Säuglinge durch Spiel mit Armen und Beinen, wechselndem Positionieren, Windelwechsel und Streicheln ausreichend Bewegung und Zuwendung.

Weiterhin sind ein Wärmestau oder die Unterkühlung des Säuglings strikt zu vermeiden. Fahrten im Hochsommer müssen daher auf ein Minimum begrenzt (häufigere Pausen evt. aller 30 Minuten, Flüssigkeitsausgleich) und Grundregeln zur Klimatisierung beachtet werden (Luftentfeuchtung).

Nur für Neugierige

Unter Berücksichtigung der aktuellen Datenlage ist ein Langzeitrisiko für den Haltungs – und Bewegungsapparat bei sachgemäßem Gebrauch von Kinderrückhaltesystemen im Säuglingsalter eher unwahrscheinlich. Insbesondere Wirbelsäulenschäden infolge der halbaufrechten Sitzposition sind wegen der „Stoßdämpferfunktion" der noch sehr flexiblen Bandscheiben nicht zu erwarten. Funktionell vertebragene Störungen infolge abrupter Bremsmanöver oder anhaltender unphysiologischer Kopfpositionen sind jedoch wie auch beim fehlerhaften Handling von Säuglingen nicht auszuschließen.

Unsere Empfehlungen basieren daher eher auf Überlegungen zum komfortablen Transport aber auch in Hinblick auf die sensomotorische Entwicklung unserer Jüngsten. So werden Vibrationsbelastungen in Kindersitzen nur ungenügend gedämpft, die Babys reisen wesentlich unkomfortabler als beispielsweise der Fahrer. Das gilt im weitesten Sinn auch für sogenannte Fahrradanhänger.

Weiterhin ist zu bedenken, dass besonders junge Säuglinge durch den halbaufrechten Transport visuelle und kinästhetische Reize verarbeiten müssen bzw. funktionellen Belastungen ausgesetzt sind, die nicht ihrem Entwicklungsstand entsprechen und einen zurückhaltenden Umgang mit entsprechenden Lagerungssystemen nahe legen. Diesbezügliche Wechselwirkungen sind bisher wissenschaftlich nicht erfasst.

Empfehlungen zum Transport von Säuglingen im Fahrzeug

- Transport nur mit geeigneten Sicherheitssystemen
- Fahrten vor Erreichen des 3. Entwicklungsmonats möglichst vermeiden / max. 30 Minuten (15-30minütige Pausen)
- Gebrauch außerhalb des Fahrzeuges auf das notwendigste Maß beschränken
- ältere Säuglinge - stündliche Pausen von 15-30 Minuten, mit ausreichend Spiel und Bewegung (schlafende Kinder schlafen lassen)
- zusätzlich Rast bei Unbehagen, Weinen, zunehmenden Haltungsasymmetrien (Kopf/Körper)
- Vermeiden von Überwärmung / Unterkühlung
- Fahrten im Hochsommer möglichst umgehen – häufigere Pausen / Flüssigkeit anbieten
- bei Klimatisierung im Sommer nur geringe Temperaturdifferenz zwischen Innen- und Außenraum

Die frühzeitige Beratung und das Training angehender und junger Eltern im Umgang mit Rückhaltesystemen durch Gynäkologen, Kinderärzte, Hebammen, Physiotherapeuten und Kinderkrankenschwestern werden sich in den nächsten Jahren zunehmend durchsetzen.
Denkbar sind entsprechende Anleitungen schon im Rahmen der geburtsvorbereitenden Kurse oder auf der Entbindungsstation.

Literatur beim Autor unter www.manmed.info erhältlich.

Anhang III

Trampolinspringen für Kinder – Trainingsgerät oder Freizeitbeschäftigung?

In der kleinen Variante passen sie (fast) in jedes Kinderzimmer, für das XXL-Format braucht es da schon einen Garten oder zumindest eine große Terrasse. Kinderaugen beginnen zu leuchten, da kann selbst so manche Spielekonsole nicht mithalten. Doch wie sinnvoll, wie bewegungsfördernd ist das Trampolinspringen für Kinder?

Eines steht fest: Das Trampolinspringen fördert die Bewegungswahrnehmung, darüber hinaus auch das Raumlageempfinden, das Rhythmusgefühl, je nach Sprungübungen die Koordination und somit die Motorik – keine Frage. Trampolinspringen bereitet den meisten Kindern viel Spaß!

Prinzipiell ist zwischen Trampolintraining unter Anleitung im Sportunterricht oder im Verein und Trampolinspringen als Freizeitbeschäftigung im häuslichen Umfeld zu unterscheiden.

Unter Trainingsbedingungen wird der Übungsleiter darauf achten, dass - je nach Alter, Kondition und motorischen Fertigkeiten - Kinder sowohl sensorisch als auch motorisch nicht überfordert werden. Andere Aspekte sind die Unfallgefahr (mehrere Kinder, Höhe der Sprünge, Techniken, auf dem Trampolin zentriertes Springen - d.h. in der Mitte Springen) sowie die schnelle Überforderung der Kinder in Bezug auf Haltungsaufgaben des Bewegungsapparates.

Im häuslichen Milieu sollten die Eltern diese Kontrollfunktionen übernehmen.

Kinder ermüden bei der sehr intensiven körperlichen Betätigung sehr schnell, sie können die Sprünge dann nicht ausreichend abfangen. Einerseits steigt die Unfallgefahr, andererseits werden verschiedene Abschnitte des Bewegungssystems schnell „geärgert" bzw. unnormal belastet. Verschiedene Gelenkabschnitte (insbesondere die der Halswirbelsäule) werden schnell überfordert. Vor noch einigen Jahren war auch ich ganz froh, wenn „meine Schützlinge" sich wenigstens auf dem Trampolin austoben konnten. Andererseits kommen nun immer mehr Kinder mit Rückenschmerzen, Kopfweh u.a.m. in die Sprechstunde, Auslöser war nicht selten das intensive Trampolinspringen. Auch häuften sich Rezidive von Kopfgelenksblockierungen mit einem „Rückfall in alte Zeiten".

Was gilt es zu beachten?

– Anleitung der Kinder – bleibt insbesondere vom Rand fern

- Begrenzung der Dauer des Trampolinspringens auf ca. drei bis fünf Minuten am Stück, dann Pause

- Nie mehrere Personen auf dem Trampolin gleichzeitig springen lassen, auch wenn das besonders Spaß macht

- je ausgelassener Kinder hier „spielen", umso mehr sind sie gefährdet

- große Trampoline sollten seitlich durch Fangnetze gesichert sein

- es wäre schön, wenn immer nur einzelne Sprungelemente geübt werden

- Sprünge aus größerer Höhe sowie Salti sollten vermieden werden; letzteres gehört – wenn überhaupt – in den Sportverein unter fachlicher Anleitung

Fazit: Das Trampolin ist ein Übungsgerät und Trampolinspringen keine Freizeitbeschäftigung!

Alternativen: Gummitwist, Kästchenhüpfen, Seilspringen, Kreisel und Kreiselpeitsche ....

Kleidung beim Trampolinspringen

- keine (Sport-) Schuhe tragen – entweder Gymnastikschuhe oder rutschfeste Socken – sie fördern die sensorischen Funktionen der Fußsohle und der Sprunggelenke; darüber hinaus kann das geflochtene Sprungtuch so nicht durchscheuern, jedes entstandene Loch ist gefährlich

- eng anliegende Sportkleidung ohne überlange Kordeln

Tragen und getragen werden

Vor der Kindertagesstätte unterhalten sich zwei Mütter über ihre Kinder: „Meine Tochter ist ja sooooo intelligent, sie konnte schon mit einem Jahr laufen!". Darauf die andere Mutter: „Mein Sohn ist so schlau, er hat sich noch mit zwei tragen lassen".

Wenn es ums Tragen geht scheiden sich die Geister. Eigentlich sind unsere Säuglinge von jeher „Traglinge". Einerseits war es gefährlich, seinen Nachwuchs ungeschützt abzulegen, andererseits waren unsere nomadischen Vorfahren ständig auf Nahrungssuche und somit unterwegs.

„Lieglinge" wurden unsere Kinder erst in der Industriegesellschaft zum Ende des 19. Jahrhunderts mit der Erfindung des Kinderwagens, was dazu führte, dass sich die Liegezeit drastisch erhöhte. Anschmiegen, körperlicher Kontakt und „Mitbewegung" traten so in den Hintergrund.

Beim Tragen erfährt der Säugling die Bewegungsmuster der Mutter, die er bereits aus der Gebärmutter kennt. Dies bedeutet für ihn ein sensomotorisches Lernen durch Stimulation der Gleichgewichtsorgane im Innenohr, Forderung und Förderung der Haltung und deren Steuerung über die Muskulatur. Die entsprechenden Programme werden hierdurch eingespielt und perfektioniert, ein Rhythmusgefühl bildet sich aus. Jeder Säugling ist mit einer ganzen Reihe von Reflexen und Reaktionen ausgestattet, die zudem auch noch emotional bewertet werden. Zahlreiche davon sind hauptsächlich auf die Stabilisierung der Haltung in der Bewegung ausgerichtet – sie benötigen Schulung und Weiterentwicklung ... !!

Gleichzeitig wird durch die – in den Hüftgelenken des Babys leicht abgespreizte und insbesondere gebeugte – Hock-/Trageposition eine stabile, dem Kind angepasste aufrechte „Transportgelegenheit" geboten. Der enge Mutter- /Vater – Kind – Kontakt vermittelt Urvertrauen.

Gelegentlich wird dem Tragen unserer Kinder entgegengesetzt, dass die „früh-" kindliche Wirbelsäule entsprechende Belastungen nicht bzw. nicht ausreichend ausgleichen könne. Die Wirbelsäule von Kindern ist jedoch mit zahlreichen „Vorkehrungen" versehen – die Bandscheiben mit sehr viel mehr Flüssigkeit gefüllt, um „Pufferfunktionen" aufzubauen. Also keine Sorge:

Auch KISS Kinder können ohne Probleme getragen werden. Nach einer Behandlung bedarf es keiner Pause.

Beim Tragen gibt es einige Dinge zu beachten:

– Kinder unter vier Monaten haben keine ausreichende Kopfstabilität, sie benötigen hier noch Hilfe von außen und müssen weich gestützt werden.

– Wird der Säugling vor dem Körper getragen, empfiehlt es sich, den Augenkontakt zwischen Kind und Eltern zu ermöglichen. Das ist nicht nur gut für die Eltern-Kind-Beziehung, sondern bedeutet auch eine gewisse situative Rückversicherung für beide Seiten. Seitlich getragen kann sich die Mutter jederzeit vom Wohlbefinden ihres Kindes überzeugen, es anlächeln, einen Augenkontakt herstellen ... das Baby kann jederzeit die Mama sehen ...

– Immer für freie Atemwege beim Kind sorgen, das Baby vor Überwärmung /Unterkühlung schützen – immer wieder werden Fälle
bekannt, in denen Kinder in ungeeigneten Tragepositionen, be-
deckt von Kleidung erstickten.

– Beim Tragen mit dem Gesicht in Laufrichtung sollte bedacht
werden, dass der „Tragling" unfiltrierten Zugang zu einer Fülle
von sensorischen Informationen hat. Darüber hinaus führt die un-
natürliche Streckung der Wirbelsäule zu einer Strecktendenz der
Beine. Dies ist ungünstig für die Hüftentwicklung, ebenso muss
auf Druckstellen (Oberschenkelinnenseiten) geachtet werden.

– In manchen Tragegestellen sieht man Säuglinge mit unglücklich
„abgelegten" Oberarmen oder eingezwängten Beinchen ...

Jenseits des ersten Lebensjahres helfen Tragegestelle auf dem Rücken
der Eltern das Gleichgewicht und die Haltung in der Bewegung zu
schulen. Wichtig ist dabei, die Kinder sicher zu positionieren ohne sie
jedoch zu sehr einzupacken. Schließlich sollen sich die Traglinge selber
halten und nicht gehalten werden.

Raum für Notizen:

Raum für Notizen:

Raum für Notizen:

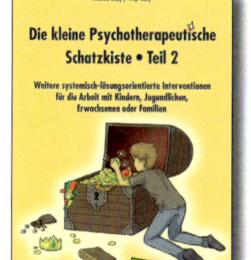
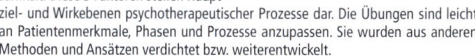
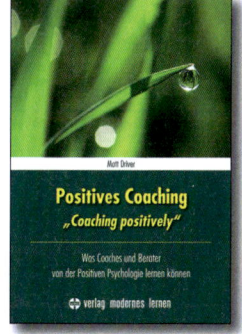

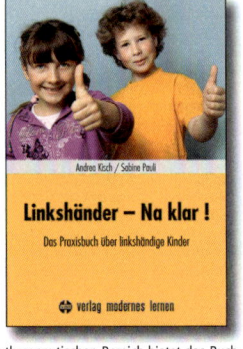
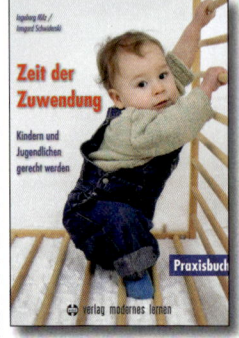
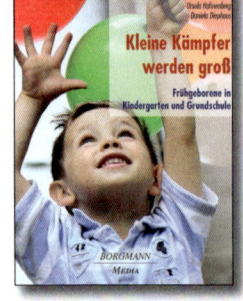
 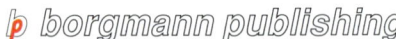